全彩圖解｜保健事典

ウルトラ図解 高尿酸血症・痛風

【暢銷增訂版】

高尿酸血症&痛風

｜控制尿酸、飲食、運動、生活、用藥處方｜

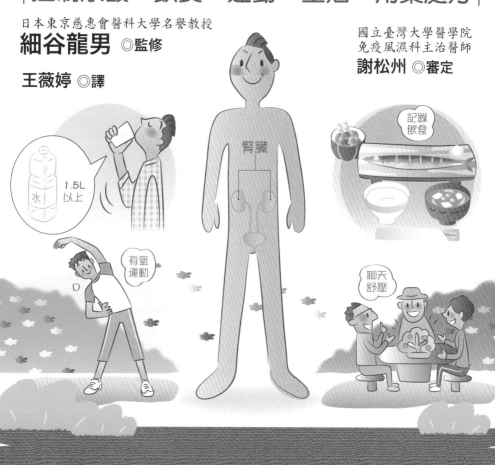

日本東京慈惠會醫科大學名譽教授

細谷龍男 ◎監修

國立臺灣大學醫學院
免疫風濕科主治醫師

謝松州 ◎審定

王薇婷 ◎譯

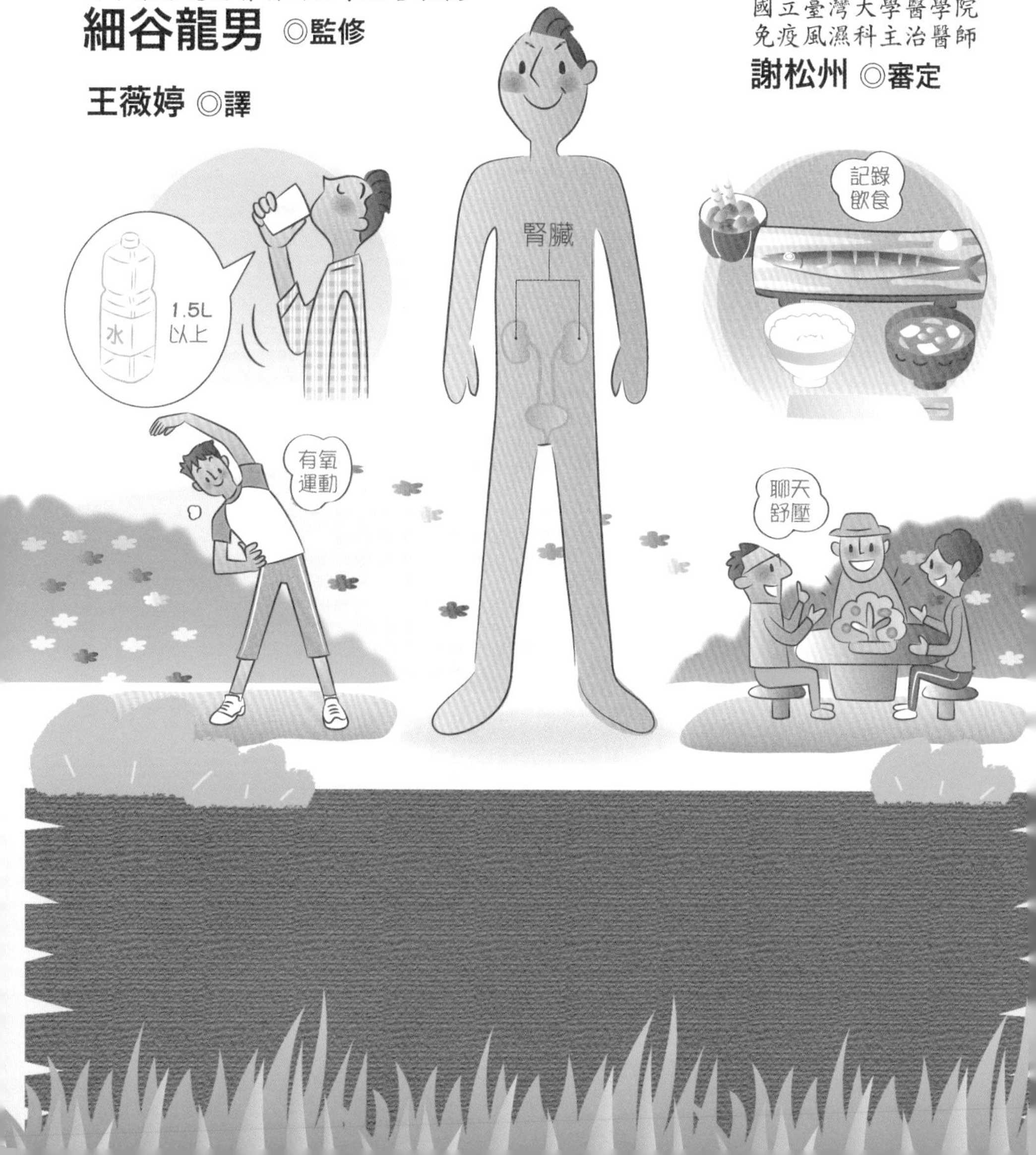

第1章 高尿酸血症、痛風到底是什麼病？

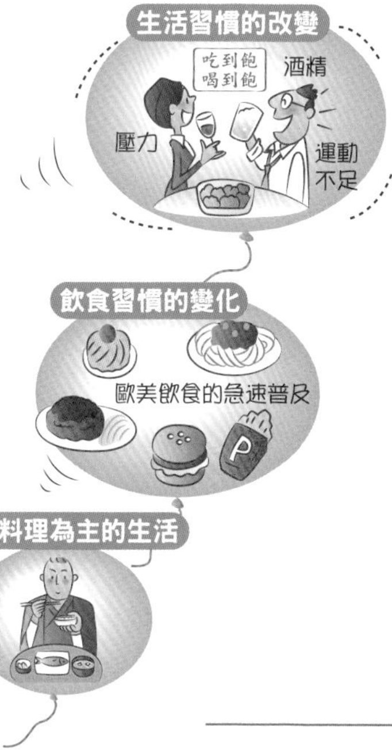

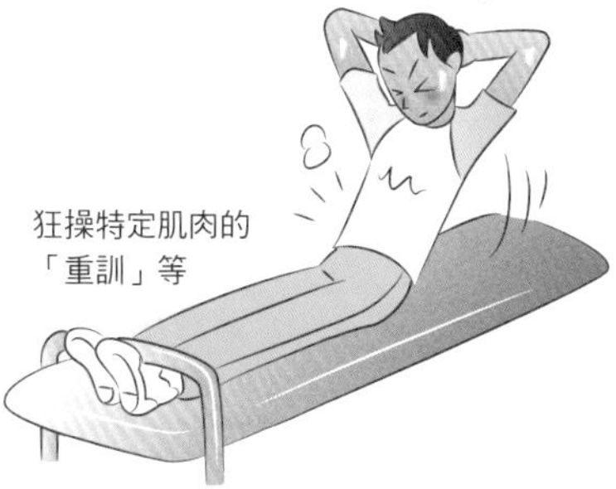

第2章 無法察覺其惡化的高尿酸血症

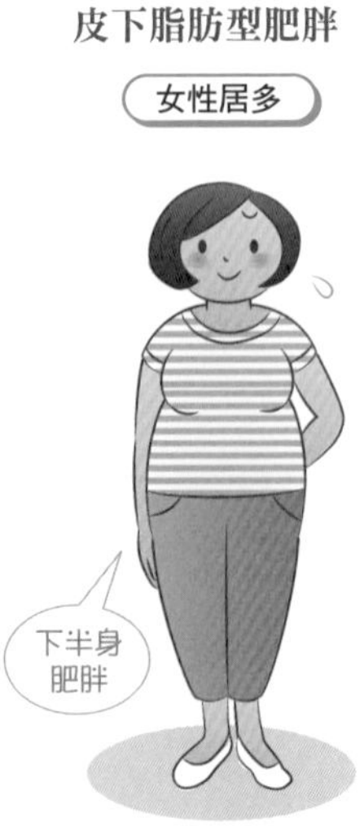

第3章 突如其來的劇痛！痛風的真面目

發作時該如何因應

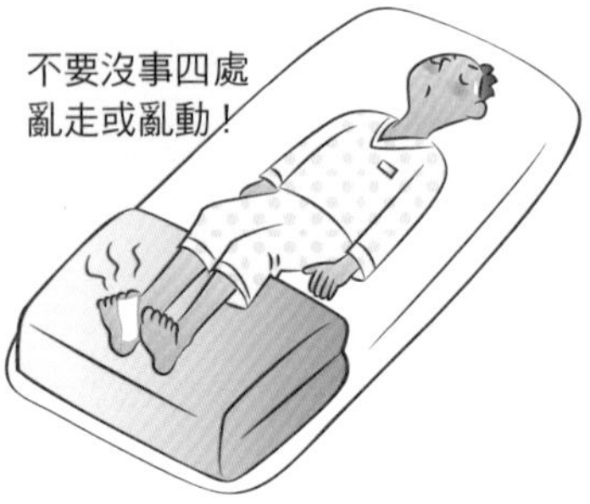

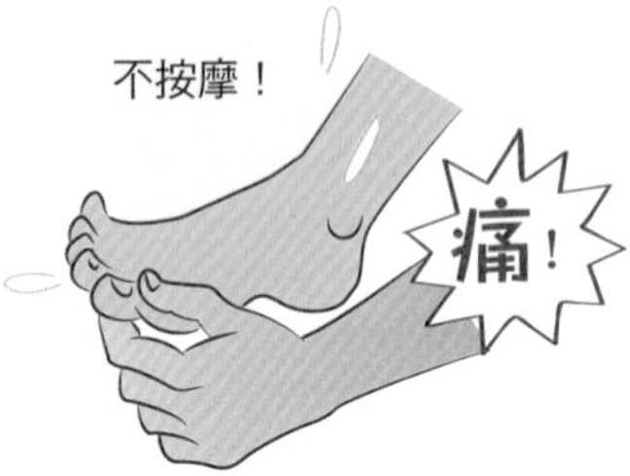

容易與痛風混淆的疾病

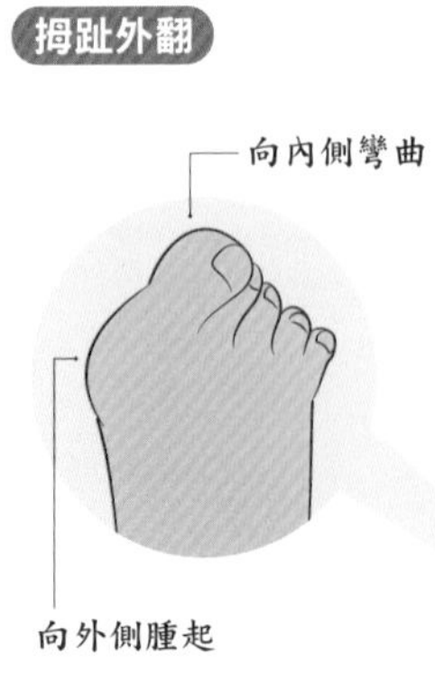

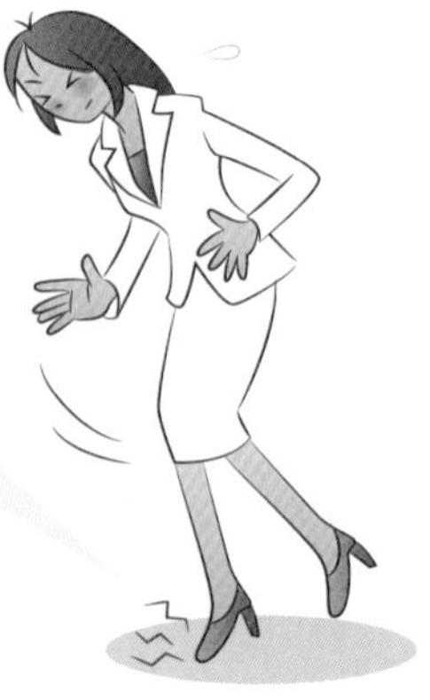

第4章 高尿酸血症、痛風的診斷與治療

第5章 高尿酸血症、痛風治療的關鍵改變生活習慣

第一步就是重新檢視生活習慣

飲食療法很重要

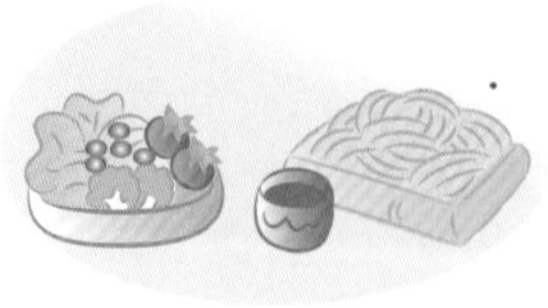

七分飽、低熱量

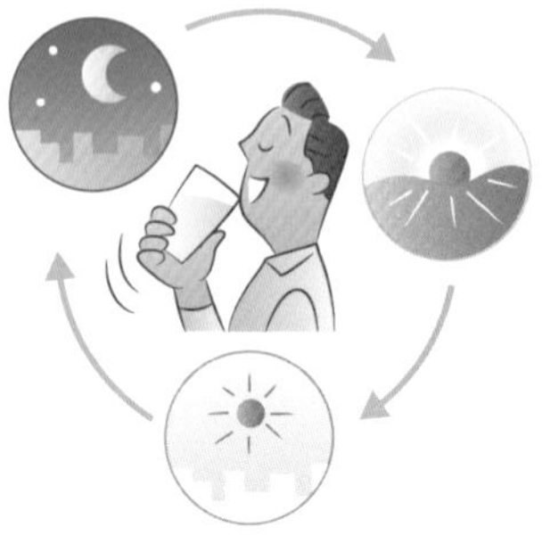

運動防發胖

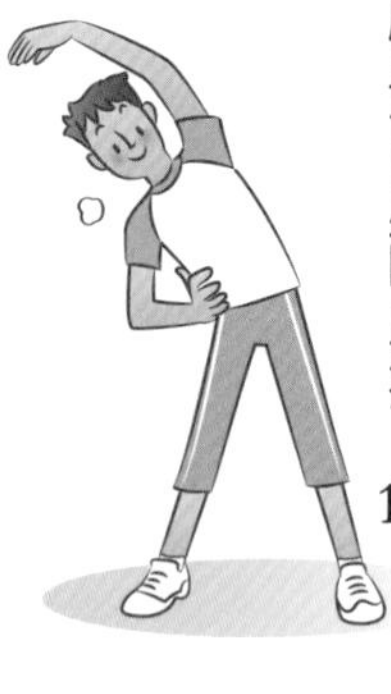

認真找出紓壓對策

自我管理是避免復發的關鍵

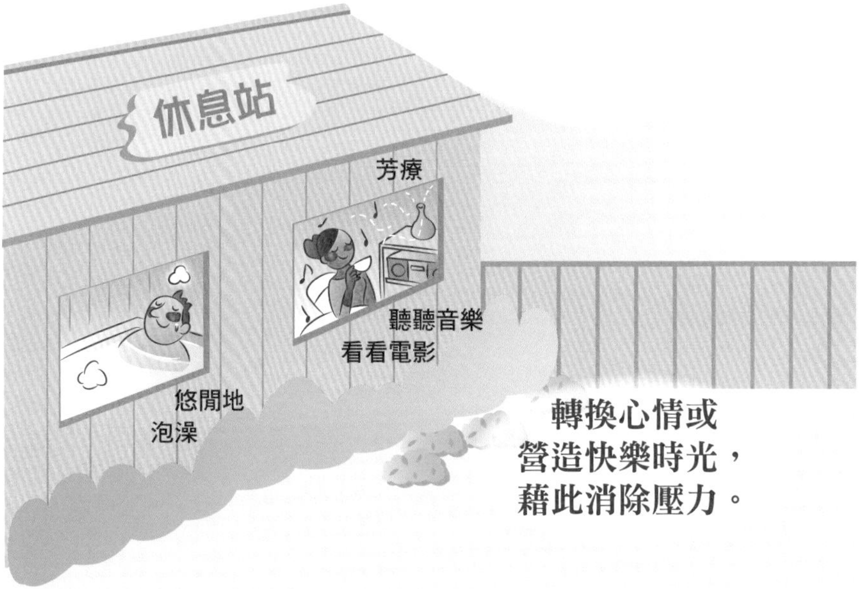

【前言】

控制尿酸，預防痛風與危險的併發症

細谷龍男

日本過去將痛風這罕見疾病視為「有錢人的奢侈病」。但隨著日本人飲食生活的歐美化，痛風早已是每個人都可能罹患的一般疾病。導致痛風的基本條件之一，就是名為「高尿酸血症」的疾病。日常生活習慣的改變，造成高尿酸血症的患者人數急速增加。此影響也延續至今，據統計近年的高尿酸血症患者人數已突破千萬。

（譯註：根據國家衛生研究院的調查顯示，台灣的痛風患者多達50萬人，若再加計未發病，但卻有高尿酸血症的潛在危險族群，人數超過１００萬人之多。）

過去也多將高尿酸血症定義視為痛風的病因。單純只是尿酸值偏高的話，確實沒什麼顯著的自覺症狀。不過，發作時常伴隨劇烈疼痛的痛風，卻是任誰都會感到害怕，想敬而遠之的疾病。但即使痛風再痛，也不至於致人於死地。高尿酸血症真正恐怖的地方就在於若放任尿酸值飆高，不知不覺中就會引發慢性腎臟病或大腦、心血管疾病等危及性命的嚴重併發症。

近年的各項研究也顯示高尿酸血症與肥胖、代謝症候群的關係密不可分。我們不能像過去一樣單純只將高尿酸血症視為痛風的病因，今後要在代謝症候群等各種生活習慣病的整體架構下，來思考其預防與治療的重要性。

為了不讓高尿酸血症引起的恐怖併發症奪去了充實的人生與寶貴的生命，我們必須以正確的方式來控制尿酸值。最有效的治療方法，首推「**改變生活習慣**」與「**藥物治療**」。另外，也必須謹記這些控制尿酸值的相關治療是一輩子的。持續適切的治療，就不必為痛風所苦，也不用害怕因併發症而失去寶貴生命，就此過著與一般人無異的健康生活。

本書的主題為高尿酸血症與痛風，並以淺顯易懂的方式，從發病原因到最新的藥物治療，以及如何改變日常生活習慣等方向來解說。無論是正為痛風所苦，或是健檢時發現尿酸過高的人都可以閱讀本書，希望本書可以協助您有效預防痛風與相關併發症。

NOTE

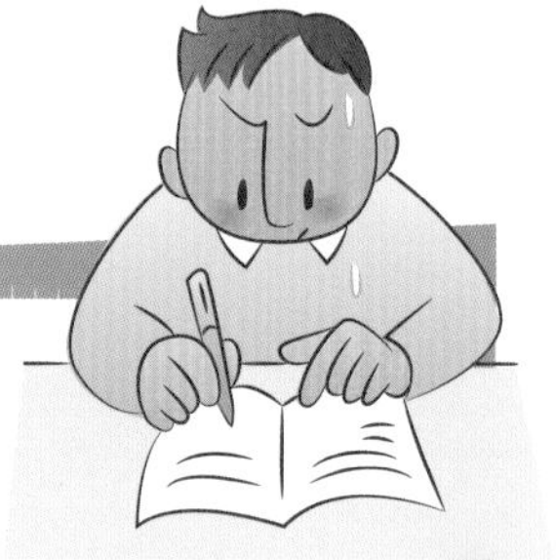

試著記錄下來：

日期：　　／　　／　　／

① 飲食習慣

早　餐：

午　餐：

晚　餐：

飲酒量：

② 運動量

時　間：　　運動內容：

時　間：　　運動內容：

時　間：　　運動內容：

③ 體重、血壓

體　重：　　血　　壓：

④ 尿液酸鹼度

pH 數值：

第1章

高尿酸血症、痛風到底是什麼病？

過去日本相當罕見的高尿酸血症、痛風的患者人數近年急速增加。尿酸值為什麼會上升呢？我們可以從幾個危險因子看出其原因。

高尿酸血症、痛風是生活習慣病

尿酸值超標要小心！

近年來，健檢時發現「尿酸值偏高」的人急速增加。但「尿酸值偏高」到底是什麼意思呢？

若從字面來看，可能有些人會認為「尿酸值」指的是「尿的酸性程度」。但「尿酸值」也被稱為血清尿酸值或血中尿酸值，代表的其實是血液裡所含的尿酸數值。因此，當血液中的尿酸值超過基準值時，就是所謂的「尿酸值偏高」。而就醫學角度來看，這就被稱為「高尿酸血症」。

若無視高尿酸血症，雙腳大拇趾關節等就會出現劇痛，這就是「痛風」。

日本明治時代前，痛風十分罕見。即便當時歐洲先進國家早已出現為數眾多的痛風病患，但在日本僅限於有錢人家，完全與一般老百姓無緣。經歷了一九六〇～一九七〇年代的高度成長期後，日本的痛風患者急速增加。厚生勞働省（等同台灣的衛生福利部）國民生活基礎調查的統計結果顯示，一九八六年全日本的痛風患者（就醫）人數為25．4萬人，爾後也陸續增加。二〇一三年更增加到4倍，總計為106．3萬人，目前應該也在持續上升中。

在此必須提醒大家的一點，就是痛風與高尿酸血症絕對脫不了關係。痛風患者急速增加，就表示其根源的高尿酸血症患者增加速度更快。

痛風與高尿酸血症絕對脫不了關係

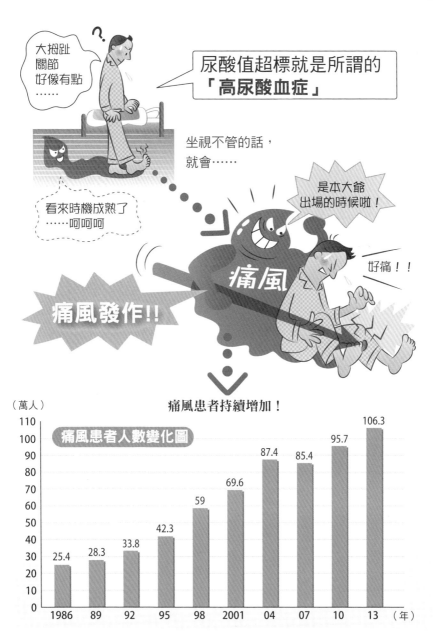

痛風患者持續增加！

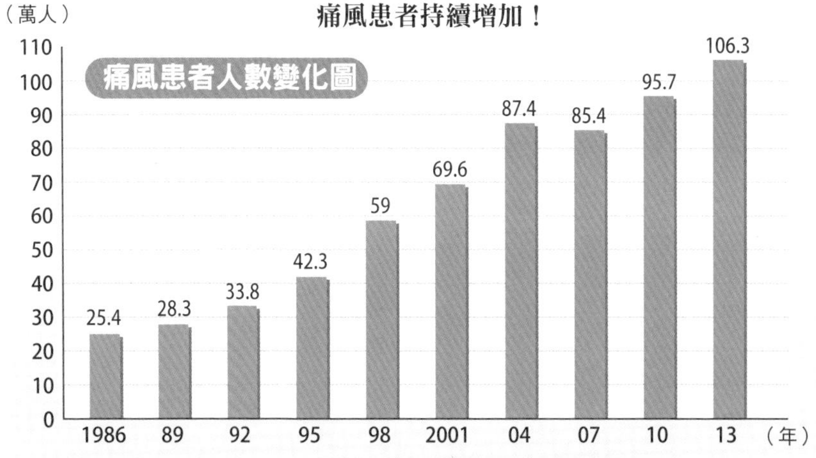

※厚生勞働省國民生活基礎調查統計

前面提到高尿酸血症代表的是血液中的尿酸值超標，但高尿酸血症並沒有顯著的自覺症狀。一般來說，體內尿酸的生成與排泄都處於平衡狀態與一定範圍內。但如果無法順利排出體外的話，就會打破平衡造成過量。尿酸也因無法完全溶於血中，而容易出現結晶。這結晶會堆積在全身上下的各處關節，引起發炎以及伴隨劇烈疼痛的痛風關節炎。

罹患高尿酸血症卻未引發痛風的人，可稱之為「痛風高危險群」。在目前痛風患者破百萬的情況下，高危險群可能高達五百萬甚至千萬人。無法確切掌握的原因就在於日本國民並非透過健檢等來檢測尿酸值。（審定註：台灣痛風高危險群人數超過一百萬人。）

高尿酸血症與痛風患者大幅增加的原因為何呢？

回溯痛風患者暴增的時間點，就能了解其原因。一九六〇～一九七〇年代的日本高度成長期，剛好也是日本人生活急速歐美化的時期，飲食習慣也同樣受到歐美化的影響。原本以低脂、低蛋白、低熱量日式料理為主的飲食習慣，瞬間轉為高脂、高蛋白、高熱量的西式料理。此外，這也跟生活更加富足、方便與忙碌不無關係。甜食、酒精攝取量的增加、運動不足、肥胖、壓力都是造成高尿酸血症與痛風發作的重要原因。

因此，我們可以說高尿酸血症與痛風都是*生活習慣病的一種。

用語解說　生活習慣病　糖尿病、高血壓、高血脂症這類病症的發作與惡化，都與飲食文化、運動、抽菸、喝酒、休養等生活習慣有關的疾病總稱。

生活習慣的改變造成尿酸值上升？

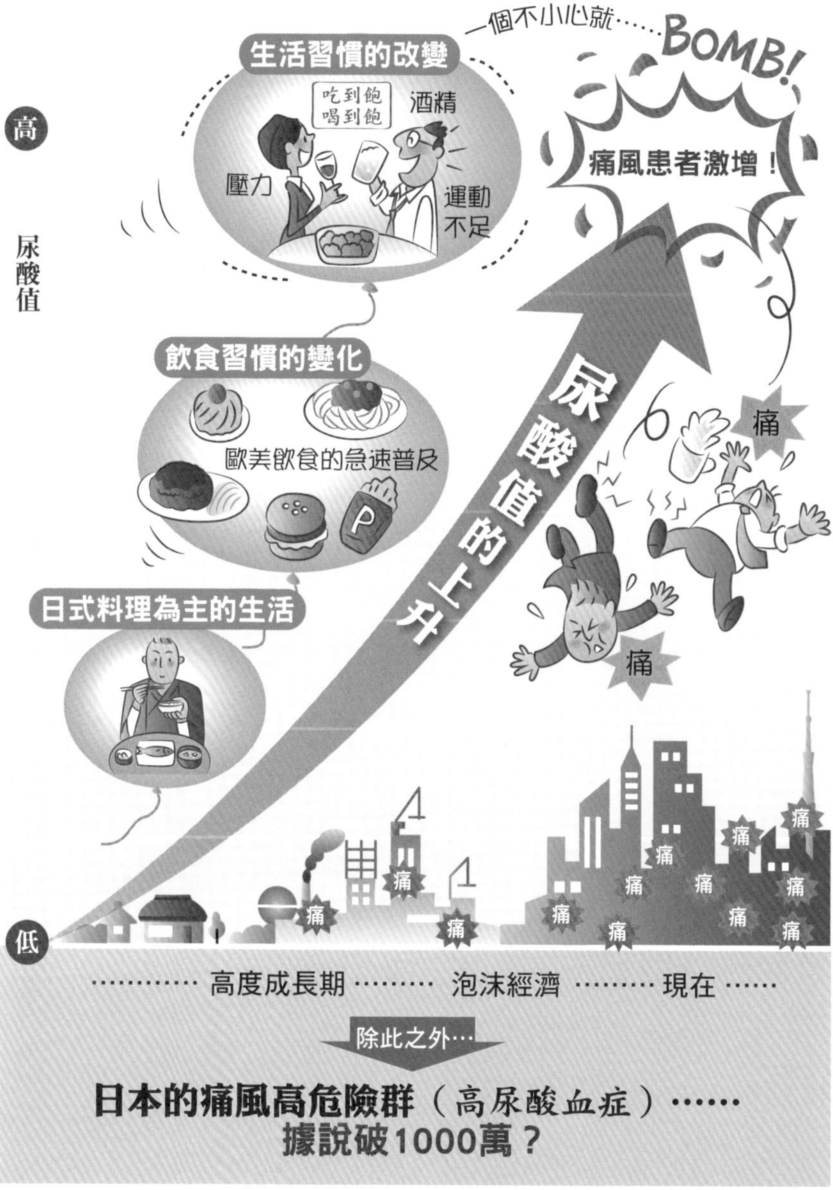

高
尿酸值
低
生活習慣的改變
吃到飽
喝到飽
酒精
壓力
運動不足
飲食習慣的變化
歐美飲食的急速普及
P
日式料理為主的生活
一個不小心就……
BOMB!
痛風患者激增！
尿酸值的上升
痛
高度成長期
泡沫經濟
現在

除此之外…

日本的痛風高危險群（高尿酸血症）……
據說破1000萬？

容易罹患高尿酸血症、痛風的人

性別與年齡的特徵

研究發現高尿酸血症、痛風具有幾項特徵與危險因子。

最顯著的特徵就是性別，患者多半是成年男性。約有99％的高尿酸血症、痛風患者都是男性。此一特徵與女性荷爾蒙有關。女性荷爾蒙裡的＊雌激素能促進尿酸的排泄。因此，被認為能有效抑制尿酸值的上升。但當女性進入更年期停經後，雌激素的分泌也會隨之減少，造成尿酸值的上升。就實際的患者人數來看，停經前的女性高尿酸症患者約1％，過了50歲停經後的女性則增加到3％，罹患痛風的高齡女性更不在少數。

雖然年齡此一特徵會隨著時代改變，但大多數都出現在成年之後。進入青春期後，男性的尿酸值會急速上升。所以，在那之前，男性身上幾乎看不到任何高尿酸血症或痛風的症狀。但過了青春期之後，會因為某些原因造成尿酸值升高，引發高尿酸血症。若無視此一警訊，幾年後痛風就會突然發作。過去，說到痛風就會聯想到是「中老年人的疾病」，50多歲為發病高峰期。但近年來，高尿酸血症、痛風患者也逐漸年輕化，發病高峰期已經降到30幾歲。原因就在於豐衣足食所造成的肥胖。

用語解說　雌激素　卵巢分泌的女性荷爾蒙之一。40歲開始會減少分泌，停經後則會大量減少。

男性的體質本來就比較容易罹患痛風

高尿酸血症、痛風的患者以男性居多。

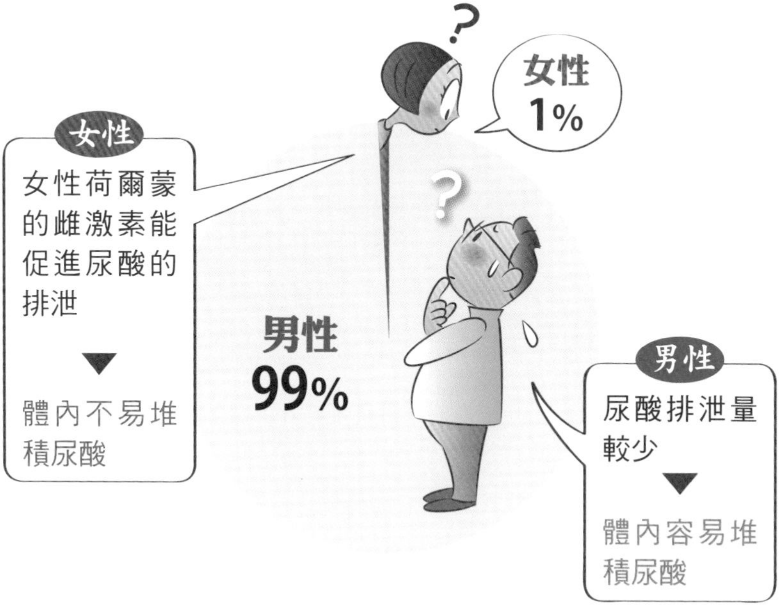

注意

痛風並非中老年人才會罹患的疾病！

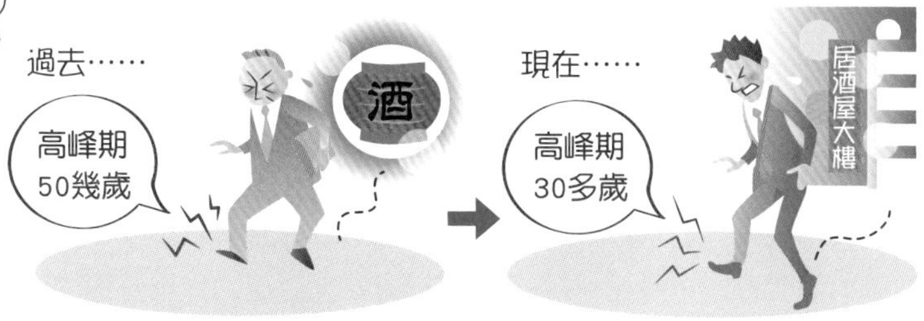

豐衣足食會加速尿酸值的上升（提早尿酸值上升的時間點）

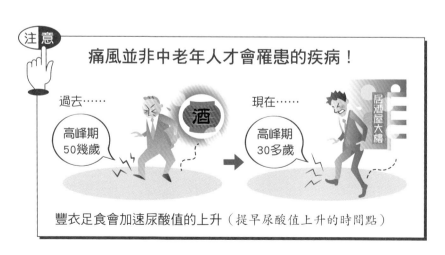

戰後飲食習慣的歐美化，造成日本的高尿酸血症與痛風患者急速增加。以動物性食物為主的高脂、高熱量飲食習慣，被認為是造成此一現象的原因之一。與時俱進的還包括肥胖、糖尿病、高血脂症與高血壓等生活習慣病。接下來就來探討飲食習慣與尿酸值的關係吧。

高脂、高熱量的飲食習慣造成尿酸值上升的原因有二。一為「普林體」，最近市面上出現不少標榜「零普林」的商品，包括酒類等。因此，我想大家應該多多少少都有聽說過這個名詞。不過，應該只有少數人知道其廬山真面目。

普林體是生成尿酸的物質。體內的普林體分解後會產生尿酸，也就是所謂的老舊廢物。大部分的尿酸都來自體內新陳代謝所生成的普林體，但食物所含普林體也是尿酸的來源。以動物性食物為首的高熱量食物或酒精都含有大量普林體，暴飲暴食或精緻食物都會造成普林體攝取過量。而酒精也會促進體內的普林體合成，抑制尿酸的排泄。不過，其實從食物中攝取的普林體所造成的影響並不大。這是因為另一個原因，就是高脂、高熱量飲食所造成的肥胖。尿酸值也會隨著體重上升。據統計，在體重過重的人當中有七成都罹患了高尿酸血症。就此看來，被視為糖尿病、高血脂症、高血壓等生活習慣病元兇的肥胖，同樣也會引發高尿酸血症。

除此之外，果糖攝取過量（請參考134頁）也與體內普林體的增加與肥胖有著密不可分的關係。

造成尿酸值上升的兩大原因

1 攝取過量普林體
普林體是形成尿酸的物質

2 肥胖
高熱量、高脂飲食造成的肥胖

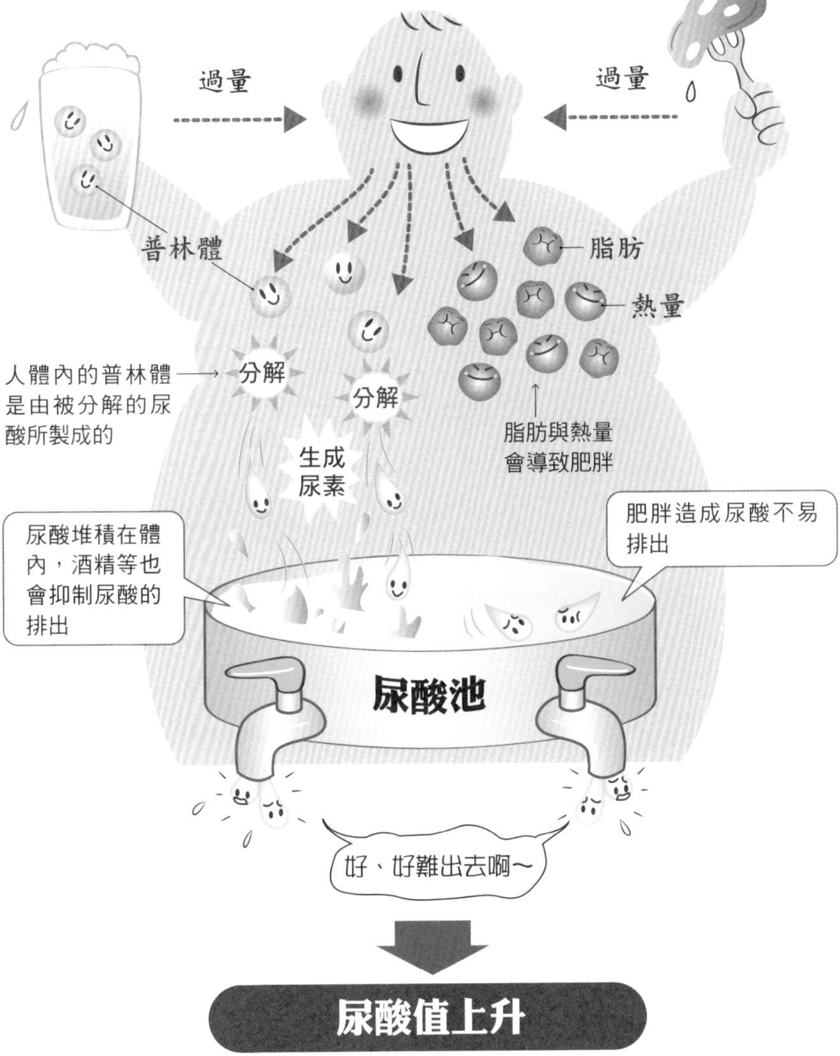

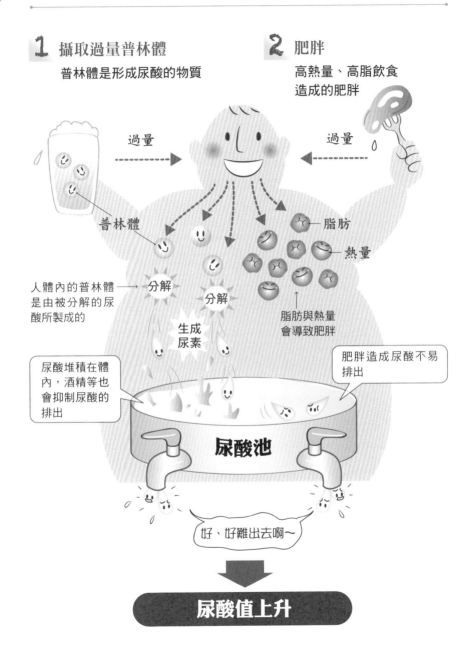

運動對尿酸值的影響有好有壞。

首先，適度的運動能有效改善胰島素阻抗，降低尿酸值。運動不足造成的肥胖會導致尿酸值上升。以適度的運動來減肥就能有效預防，改善高尿酸血症與痛風。但並非所有運動都能一體適用。運動有時候反而會造成尿酸值上升。生成尿酸的普林體裡也含有身體活動時所需的ATP（三磷酸腺苷）。做為身體能量來源的ATP分解過一次後，就會回復成原本的ATP。但被過於激烈且大量使用時，就會更進一步被分解成普林體，甚至是尿酸。

運動分為會吸入大量氧氣的有氧運動與幾乎不需要氧氣的無氧運動。重訓、短跑這類激烈的無氧運動，都會急需大量能量。又因為氧氣供給不及造成肌肉中的ATP被當成能量加以使用。結果就會導致普林體快速增加，尿酸值飆升。

無氧運動也會降低腎臟的尿酸排泄，升高尿酸值。

出現此一狀況時，只需要補充足夠水分，讓增加的尿酸隨著尿液一起排出體外。不攝取任何水分，只會讓這些尿素堆積在血液中。

近年來，一般大眾也開始了解運動時補充水分的重要性。運動時自律甚嚴的人，就必須留意ATP分解成普林體時所造成的尿酸值上升問題。

運動對尿酸值的影響有好有壞

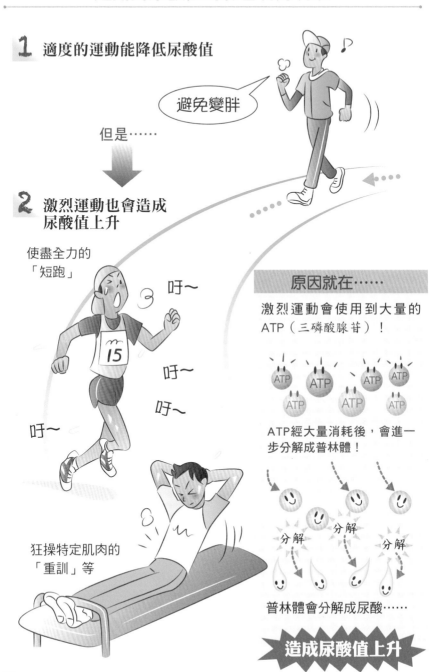

1 適度的運動能降低尿酸值

但是……

2 激烈運動也會造成尿酸值上升

使盡全力的
「短跑」

狂操特定肌肉的
「重訓」等

原因就在……

激烈運動會使用到大量的ATP（三磷酸腺苷）！

ATP經大量消耗後，會進一步分解成普林體！

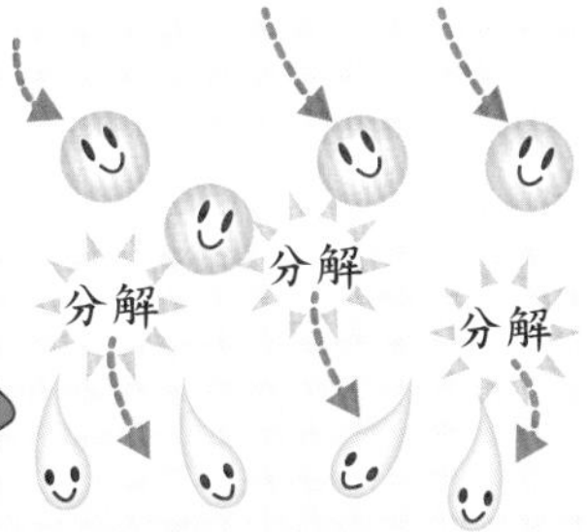

普林體會分解成尿酸……

造成尿酸值上升

大家都知道壓力過大會造成血糖值或血壓上升，但其實壓力也會影響到尿酸值。許多調查都顯示壓力過大會導致尿酸值上升。雖然尚未有明確的科學證據可證實壓力與尿酸值上升的因果關係，但學者普遍認為與自律神經有關。

*自律神經分為交感與副交感神經，兩者的功能恰好相反，正常運作能讓身體維持在健康狀態。沉重的壓力會導致交感神經較為活躍，讓身心被迫處於緊張狀態。為處理這異常情況，體內會消耗大量能量。能量大量消耗會促使普林體的代謝變得更加活躍，產生更多尿酸，造成尿酸值上升。

長期處在高壓狀態下也會影響到排尿，造成血管收縮、腎臟內的血液量減少，就會阻礙腎臟功能與運作。因此，尿量減少也會影響到尿酸的排泄量。

就另一方面來說，壓力的持續累積也會讓人開始暴飲暴食，甚至借酒澆愁。經常處在壓力臨界點的人就會因此陷入吃太多、喝太多的惡性循環。不正常的飲食習慣會引發肥胖，成尿酸值上升。

長期的高壓狀態也會造成自律神經失調，讓尿酸值更容易上升。為了維持尿酸正常值，預防痛風，最重要的就是要適時紓壓。

用語解說　自律神經　跟自己的個人意志無關，負責調節身體機能的神經。交感神經在人體活動時較為活躍，副交感神經則是在休息時較為活躍。

壓力與尿酸值上升的微妙關係

壓力造成尿酸值上升的原因五花八門

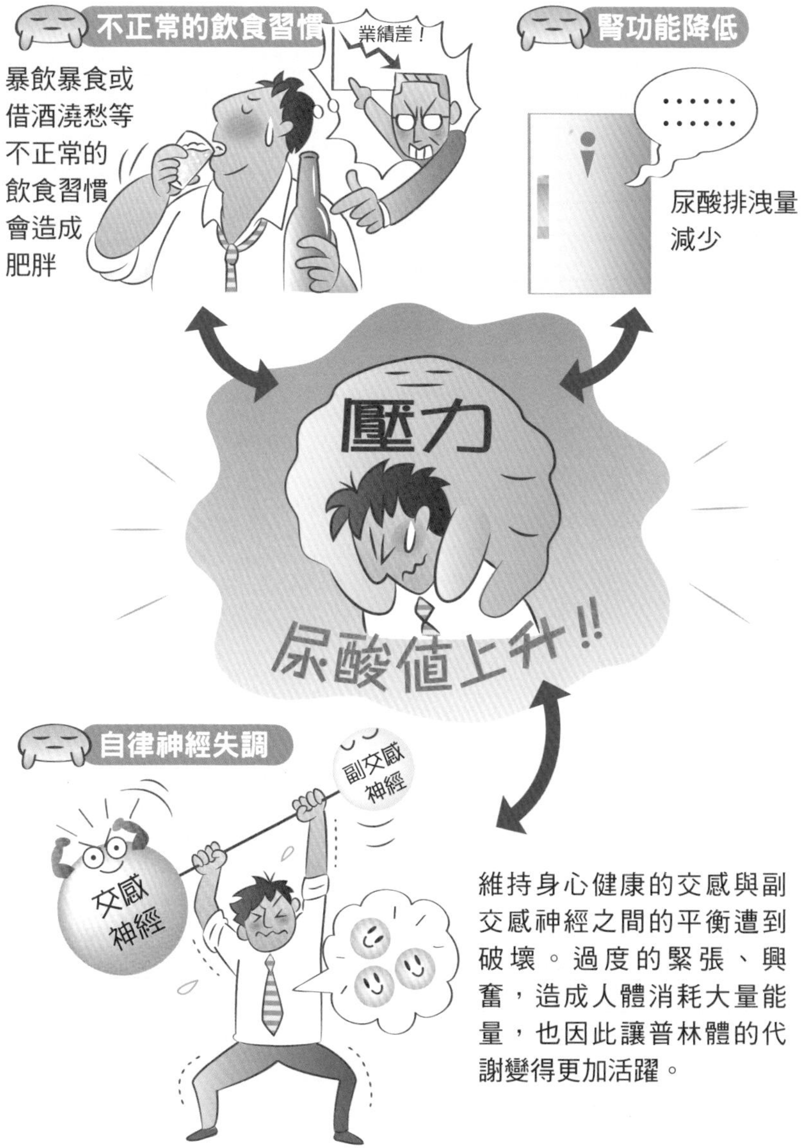
不正常的飲食習慣
暴飲暴食或借酒澆愁等不正常的飲食習慣會造成肥胖
業績差！
腎功能降低
……
……
尿酸排洩量減少
壓力
尿酸值上升!!
自律神經失調
副交感神經
交感神經
維持身心健康的交感與副交感神經之間的平衡遭到破壞。過度的緊張、興奮，造成人體消耗大量能量，也因此讓普林體的代謝變得更加活躍。

個性與遺傳跟尿酸值又有什麼關係呢？

先就性格來看，容易罹患高尿酸血症或痛風的人都具備幾個共通點。加以歸納後，簡單來說就是「容易累積壓力」。具體特徵則包括「凡事都很積極」、「能力強且有領導力」、「急性子」、「認真又一板一眼」、「充滿企圖心」、「攻擊性強」、「責任心強」、「競爭意識高」等等。

這樣的個性被稱為「A型性格」，最容易感受壓力又不知該如何發洩。美國學者將A型性格定義為最容易罹患心肌梗塞的性格，但也同樣適用於易受壓力影響的高尿酸血症與痛風。不過，這並不表示A型性格的人就一定會罹患高尿酸血症或痛風。如果覺得自己很有可能的話，就要學會如何紓壓。

第二個因素則是遺傳。有研究指出，約有兩成的高尿酸血症患者擁有高尿酸血症、痛風的家族病史。人體內有某幾個基因與尿酸有關，遺傳性體質也是造成尿酸值上升的原因之一。但就算有家族病史，也不能通通歸咎到遺傳。生活在同一個屋簷下，飲食等生活習慣都十分相近。因此，生活習慣與環境因素的影響應該遠大於遺傳。

為讓各位了解控制尿酸值的重要性，下一章將針對高尿酸血症進行詳細解說。

第2章

無法察覺其惡化的
高尿酸血症

單純只是尿酸值偏高，是不會出現任何顯著的自覺症狀，患者也會因此掉以輕心。但丟著不管，只會造成高尿酸血症持續惡化，最後演變成危及性命的併發症。

何謂高尿酸血症？

尿酸值超過7.0 mg／dL，就是高尿酸血症

高尿酸血症指的是血液中的尿酸值高於「7.0 mg／dL」的狀態。

人體每天都會產生並排泄「尿酸」。只要生成與排泄維持平衡，人體內就會保有一定數量的尿酸。換句話說，只要正常生成與排泄尿酸的話，身體就不會出什麼毛病。

不過，也會因為某些原因造成尿酸生成過量或排泄停滯。當體內的尿酸過量時，多餘的尿酸就會跑進血液，造成血中尿酸值上升。

尿酸的特徵之一就是難溶於水與血液，因此能溶在血中的量其實有限。理論上應該是6.4 mg／dL，但實際上只要超過7.0 mg／dL，無法溶於血中的尿酸就會形成結晶，沉積在關節、皮膚，甚至是腎臟、尿路。痛風就是沉積在關節的尿酸結晶造成的，因此當尿酸值超過7.0 mg／dL，就表示離痛風發作的日子不遠了。此外，沉積的尿酸結晶也會引起腎功能障礙或尿路結石。雖然尿酸值偏高並不會出現顯著的自覺症狀，但卻會增加罹患各種併發症的風險。尿酸是否易於溶解並無男女之分。因此，無論是男性或女性，尿酸值的基準都要維持在「7.0 mg／dL以下」。只要超過7.0 mg／dL，就會被研判罹患高尿酸血症。

尿酸值一升高，罹患併發症的風險也跟著增加！

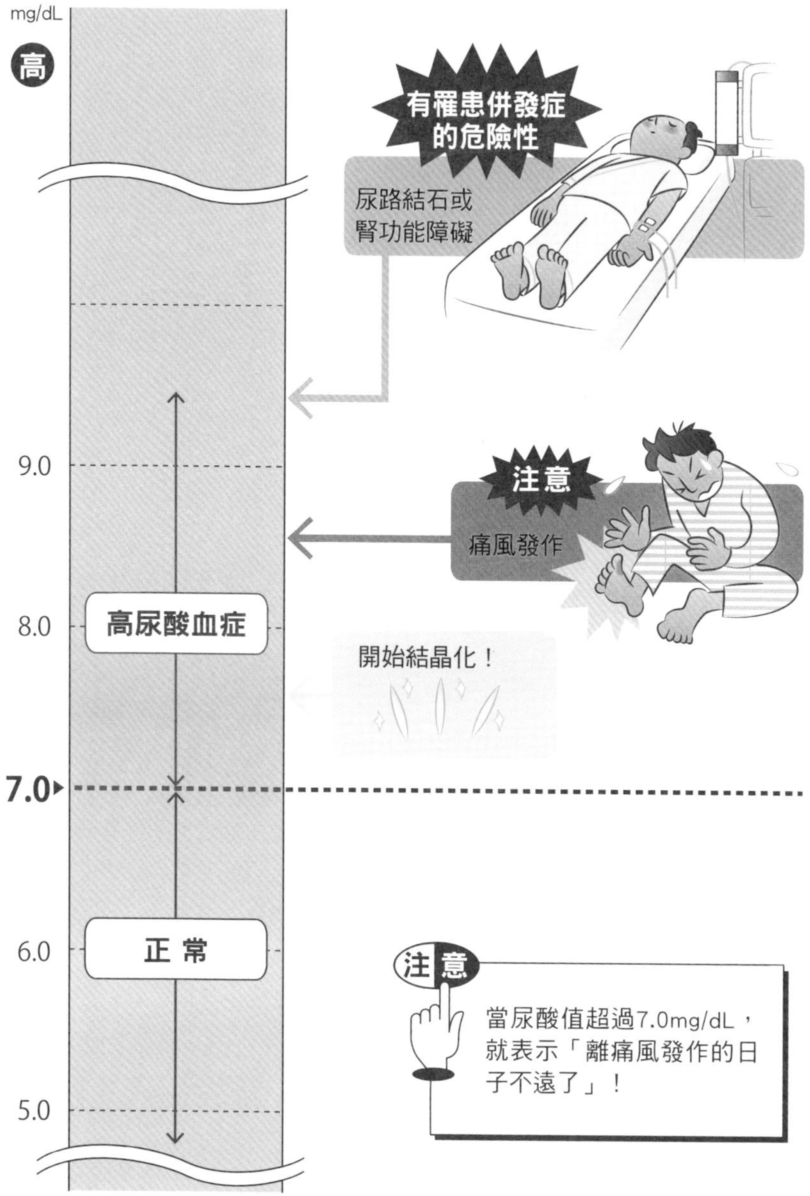

注意

當尿酸值超過7.0mg/dL，就表示「離痛風發作的日子不遠了」！

高尿酸血症有兩種

血液中的尿酸值只要超過7.0mg／dL，就是罹患了高尿酸血症。根據其病因，可將高尿酸血症分為兩大類。

高尿酸血症有因腎臟病、糖尿病等其他疾病所引起，也有因服用降壓藥、利尿劑或阿斯匹靈所造成的尿酸值上升。這些能清楚得知尿酸值上升原因的，就稱為「續發性高尿酸血症」。

雖然續發性高尿酸血症只占5％。但由於治療方法有別於其它高尿酸血症，因此診斷時的鑑別非常重要。

知道病因為何，故續發性治療的優先課題就是要除去病灶。若原因來自其它疾病，就要優先治療造成尿酸值上升的疾病。若為藥物引起，就要考慮停藥。

另一方面，其實大部分的高尿酸血症都找不出確切原因，這就稱為「原發性高尿酸血症」，占整體比例的95％。

雖然大部分的原發性高尿酸血症幾乎原因不明，但患者多半具備肥胖、飲食、壓力等造成尿酸值上升的數種危險因子。因此，原發性治療最重要的就是必須從去除生活習慣所引起的危險因子，並花一輩子的時間來控制尿酸值。無論是原發性或續發性高尿酸血症，都是因尿酸的生成與排泄失衡，造成體內的尿酸過剩所引起的。因此，接下來將介紹尿酸的形成過程。

高尿酸血症的發病原因可分兩大類

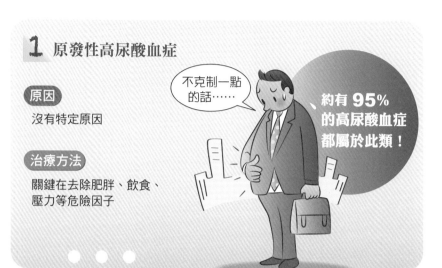

1 原發性高尿酸血症

原因

沒有特定原因

治療方法

關鍵在去除肥胖、飲食、
壓力等危險因子

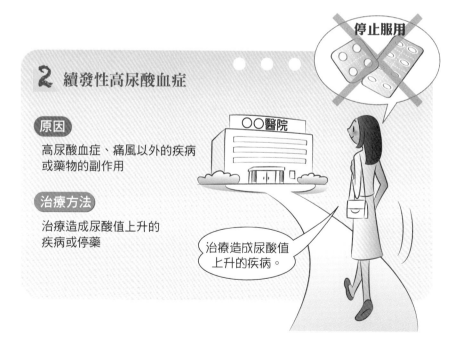

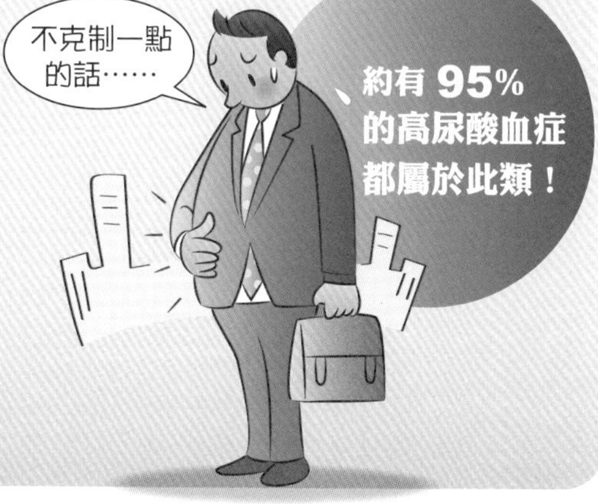

2 續發性高尿酸血症

原因

高尿酸血症、痛風以外的疾病
或藥物的副作用

治療方法

治療造成尿酸值上升的
疾病或停藥

元兇是尿酸

尿酸是如何形成的？

造成高尿酸血症的尿酸到底是什麼呢？它其實並不是一開始就以尿酸的形態存在於人體裡。一定要先有名為「普林體」的物質，經過分解後才會產生尿酸。

那麼，形成尿酸的普林體到底是什麼呢？可能有些人看到這名字會聯想到甜點的布丁（普林體與布丁的日文發音相同）。但普林體跟布丁卻是截然不同的兩種東西。形成尿酸的普林體是具有普林環此一化學構造的物質，存在我們每個人的體內。體內的普林體可分為「體內自行製造」與「從食物中所攝取」兩種。但無論來源為何，都會經由肝臟分解產生尿酸。

近年，零普林啤酒開始受到矚目。但其實食物所含普林體的影響並沒有那麼大。因為來自食物的普林體只占2成左右，大部分（8成左右）都是體內自行製造的。

過去常說高尿酸血症或痛風患者要盡量減少攝取含有普林體的食物。但最近的限制已經不像過去那麼嚴格。只是攝取過量，仍舊會造成尿酸值上升，還是小心為上。

接下來，則將詳細介紹人體製造普林體的機制。

尿酸來自「普林體」

普林體可分為人體自行製造與從食物中所攝取兩種。

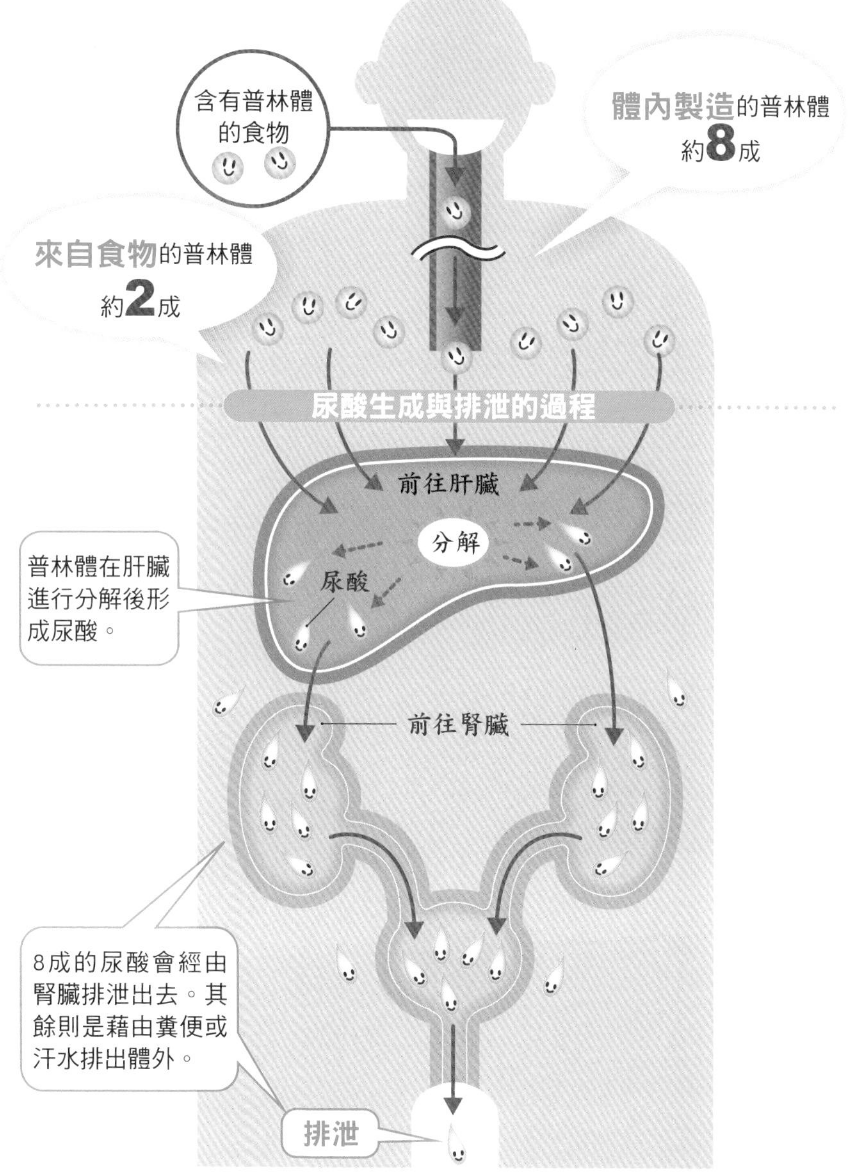
含有普林體的食物
體內製造的普林體
約8成
來自食物的普林體
約2成
尿酸生成與排泄的過程
前往肝臟
分解
尿酸
普林體在肝臟進行分解後形成尿酸。
前往腎臟
8成的尿酸會經由腎臟排泄出去。其餘則是藉由糞便或汗水排出體外。
排泄

人體製造普林體的機制分兩種。

一種是透過「細胞的新陳代謝」。人體是由約60兆個細胞所組成的。每個細胞都可分為細胞膜、細胞質與細胞核三種成分。而細胞核也含有DNA（去氧核糖核酸）、RNA（核糖核酸）這類可傳達遺傳訊息的重要物質。而這些核酸的原料就是普林體。

我們的身體每天都會進行新陳代謝，就是製造新細胞來取代舊細胞。此時，舊細胞包括核酸就會同時被分解，因而生成普林體。

第二種則是透過第一章也有提到的「ATP（三磷酸腺苷）」。ATP是運動、代謝等人體一切活動所需的能量來源，也是維持生命不可或缺的重要物質。

供給人體活動使用時，ATP會暫時被分解成「ADP（二磷酸腺苷）」。但只要安靜下來，就會再次合成為原本的ATP。但若因激烈運動被大量使用時，就會像第一章所說的，在來不及再合成為ATP的情況下，更進一步被分解成普林體，甚至是尿酸，這就是ATP的「能量代謝」。激烈的無氧運動之所以會造成尿酸值上升，就是因為肌肉的新陳代謝過於活躍以及ATP的能量代謝。

無論是細胞的新陳代謝或ATP的能量代謝，都是人類生存不可或缺的重要條件。換句話說，人只要活著，普林體的生成與分解就會不斷持續進而製造出尿酸。

生產普林體的兩大機制

1 細胞的新陳代謝

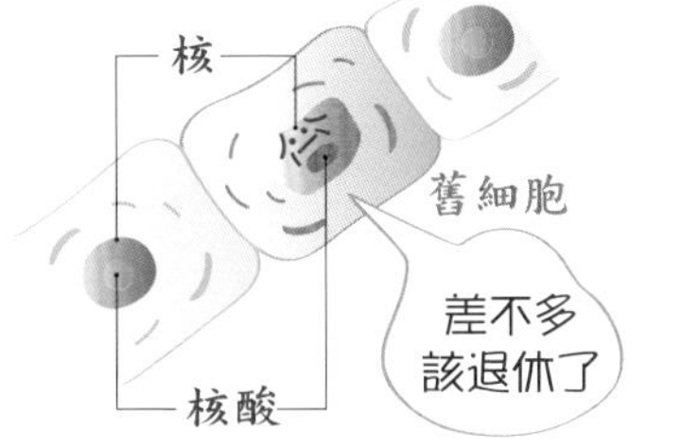

細胞一老化就會遭到分解，
被新細胞取而代之

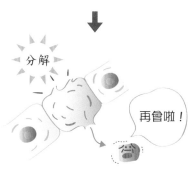

持續分解，釋出核酸。

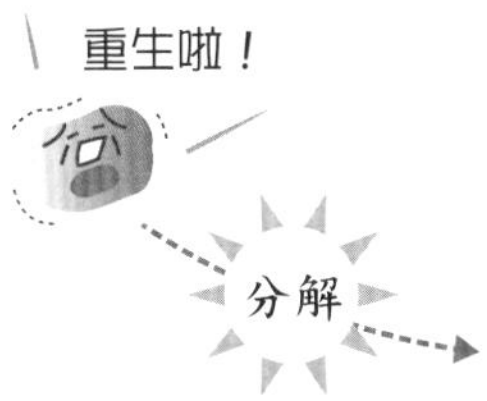

釋出的核酸被分解後，
形成普林體。

2 ATP（三磷酸腺苷）的能量代謝

一般的ATP會用於人體活動，
並分解成ADP（二磷酸腺苷）。

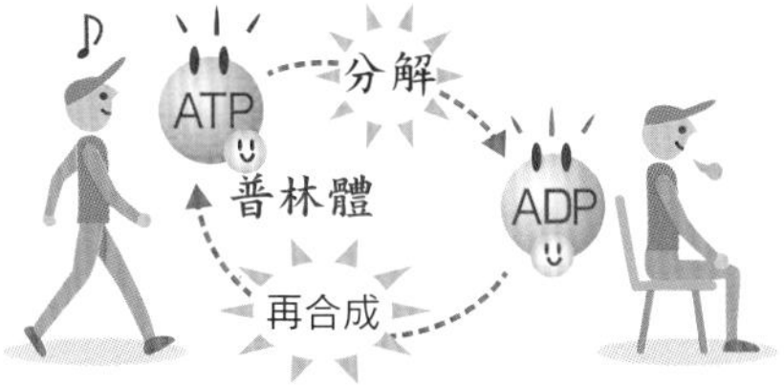

只要安靜下來，
就會再次合成為ATP。
普林體也可以再利用。

若因激烈運動被大量使用時，就會
來不及再合成為ATP。

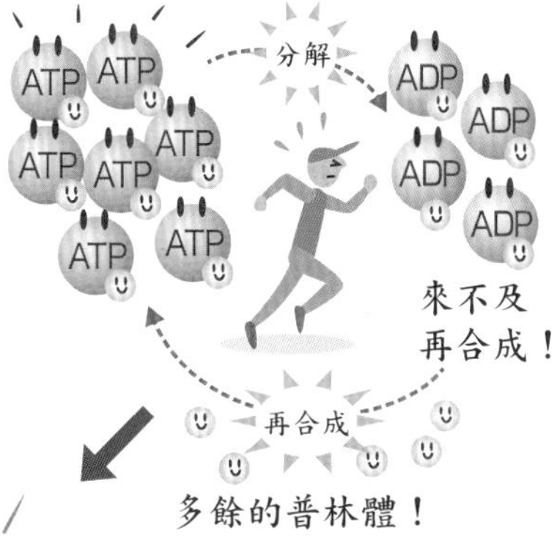

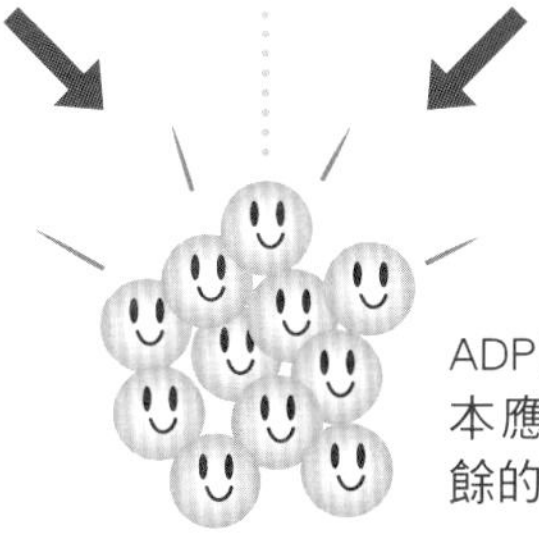

ADP更進一步分解，產生原
本應該被再利用卻變成多
餘的普林體。

儲存在體內的尿酸量有限

雖然我們的身體每天都會製造尿酸，但究竟每天會製造出多少尿酸，又有多少尿酸會堆積在體內呢？

一般來說，人體生成跟排出的尿酸都會維持平衡，保有一定數量。只要正常生成與排泄尿酸的話，身體就不會出什麼毛病。

健康人士體內的尿酸通常都維持１２００mg，累積在體內的尿酸就被稱為「尿酸池」。尿酸池裡每天都會注入新生成的尿酸。包括攝取自三餐約１００～１５０mg的普林體，體內生成的則有５５０～６００mg，一天合計為７００mg左右。

如果沒有加以排泄的話，體內就會累積大量尿酸。因此，人體每天都必須排出約７００mg的尿酸。每天生成與排出各７００mg的尿酸，藉此來維持尿酸池的容量。

但若因某些原因破壞了此一平衡，導致尿酸生成過量或無法順利排出體外的話，尿酸就會持續累積，造成尿酸池大爆炸。

尿酸池的容量有限。一般來說，只要超過１５００～２０００mg，血液中的尿酸值就會超過7.0mg／dL，造成高尿酸血症。因此，養成不讓體內尿酸過量的生活習慣是很重要的。

尿酸池的構造

一般來說，人體所生成跟排出的尿酸都會維持平衡，保有一定數量。

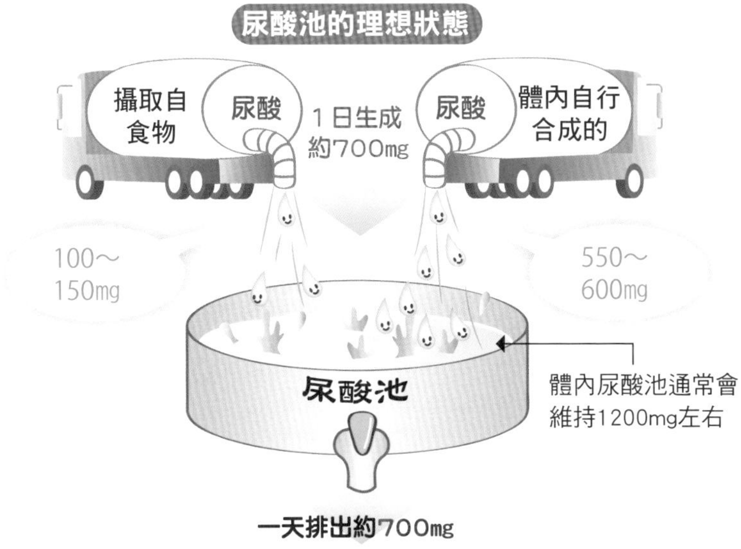

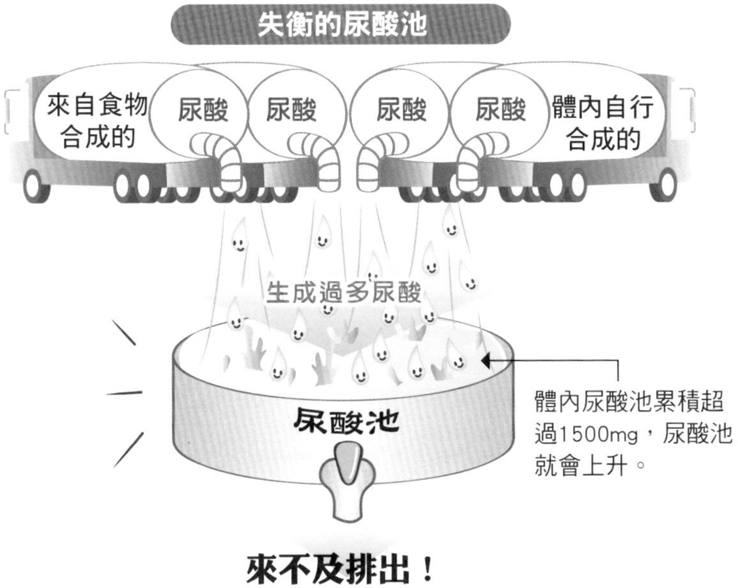

尿酸經腎臟處理後排出體外

人體每天都會排出約700mg的尿酸，其中有500mg會從腎臟隨著尿液一起排出體外。剩下的200mg主要是跟著糞便，少數則是跟汗水一起排泄出去。

前面也有提過，為了將體內的尿酸維持在一定數量，生成量要等同排泄量。但難溶於水與體液的尿酸，是很難以尿液的形式被排出體外的。且就人類來說，負責製造尿液的腎臟本來就沒什麼能力可以處理尿酸，因此排泄量有限。

腎臟的尿酸處理能力差，其實也不是什麼壞事。不過，當大量的尿酸被排到尿中就會出大事。難溶於水卻大量排到尿中，造成無法完全溶解的尿酸，就容易凝固變成結晶或結石。若腎臟只專注於處理尿酸，造成尿中的尿酸濃度提高，就會造成尿液通道的輸尿管或膀胱產生結石。為了避免此一危機，腎臟就會抑制本身的處理能力。

另外，據說尿酸具有抗氧化功能，能抑制造成老化或癌症的*活性氧。所以，有學者認為人體是需要某種程度的尿酸。而腎臟抑制的處理能力，也是對人體有益的機制。

總而言之，在尿酸排泄過程中，腎臟扮演了極為重要的角色。接下來，則將更進一步解說腎臟排泄尿酸的機制、腎功能與尿酸值的關係。

用語解說 活性氧　藉由呼吸吸入體內的氧氣，會在人體內變質為具超強氧化作用的化合物。若超過人體所需，就會造成老化或致癌。

腎臟排泄尿酸能力差的原因

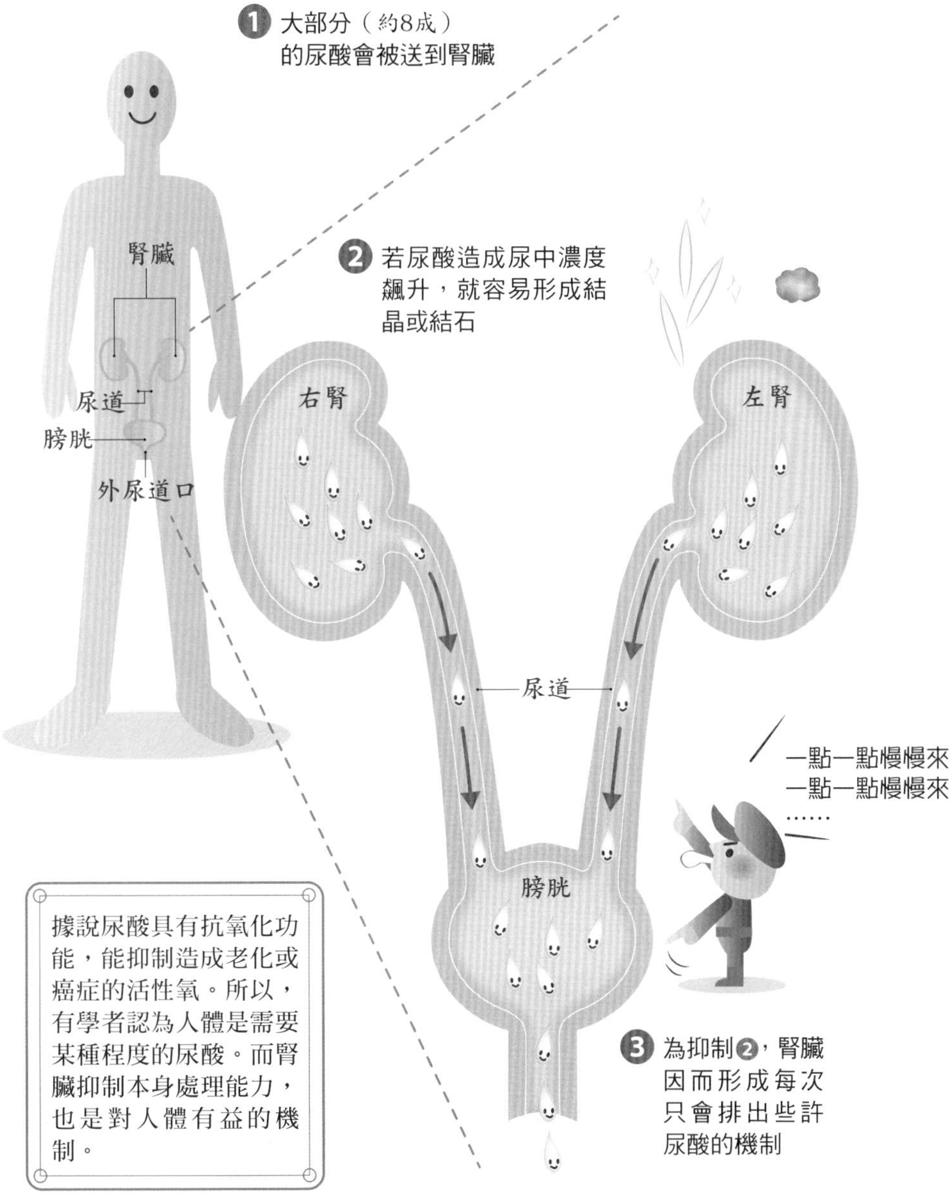
1 大部分（約8成）
的尿酸會被送到腎臟
腎臟
尿道
膀胱
外尿道口
2 若尿酸造成尿中濃度
飆升，就容易形成結
晶或結石
右腎
左腎
尿道
膀胱
一點一點慢慢來
一點一點慢慢來
……
3 為抑制2，腎臟
因而形成每次
只會排出些許
尿酸的機制

據說尿酸具有抗氧化功能，能抑制造成老化或癌症的活性氧。所以，有學者認為人體是需要某種程度的尿酸。而腎臟抑制本身處理能力，也是對人體有益的機制。

腎臟是比緊握拳頭大一點，外型長得像蠶豆的器官。位於橫隔膜下方，背骨前方，左右各一。主要功能為製造尿液，並透過排泄淨化血液，讓體液維持一定的平衡。

從心臟送出的血液流至腎臟後，會先透過名為「腎絲球」的組織，過濾掉其中的老舊廢物或有害物質。經過此階段後所產生的液體就稱為「原尿」，腎絲球一天會製造出150～200L的原尿。不過，並非全都以尿液的形式被排出體外。

經腎絲球過濾後的原尿會流到「腎小管」。如果是人體所需的成分，就會重新回到血管。淨化後的血液重新回到心臟，再由心臟送至全身，這就是腎臟的血液淨化系統。

尿酸也是經由此系統排出體外。尿酸會先經由腎絲球進行過濾，但過濾後並非立刻變成尿液排出體外，而是透過腎小管重新吸收。因此，最後跟尿液一起被排出體外的，只有腎臟處理過的10％左右。

腎臟是負責排泄大部分尿酸的重要器官。若因某些原因導致腎功能衰退，體內的尿酸就會不斷累積，造成尿酸值上升。除此之外，若因某些原因造成尿酸值上升的話，過剩的尿酸就會形成結晶，造成腎臟的負擔，導致腎功能衰退。尿酸值上升與腎功能衰退會相互影響，陷入惡性循環。腎功能只要衰退到某種程度，就很難再恢復。因此，為了保護腎臟，我們必須謹慎控制尿酸值。

尿酸值上升會妨礙腎臟運作

腎臟能淨化血液，讓體液維持一定的平衡。
尿酸也是藉此系統進行排泄。

腎臟的尿酸排泄流程

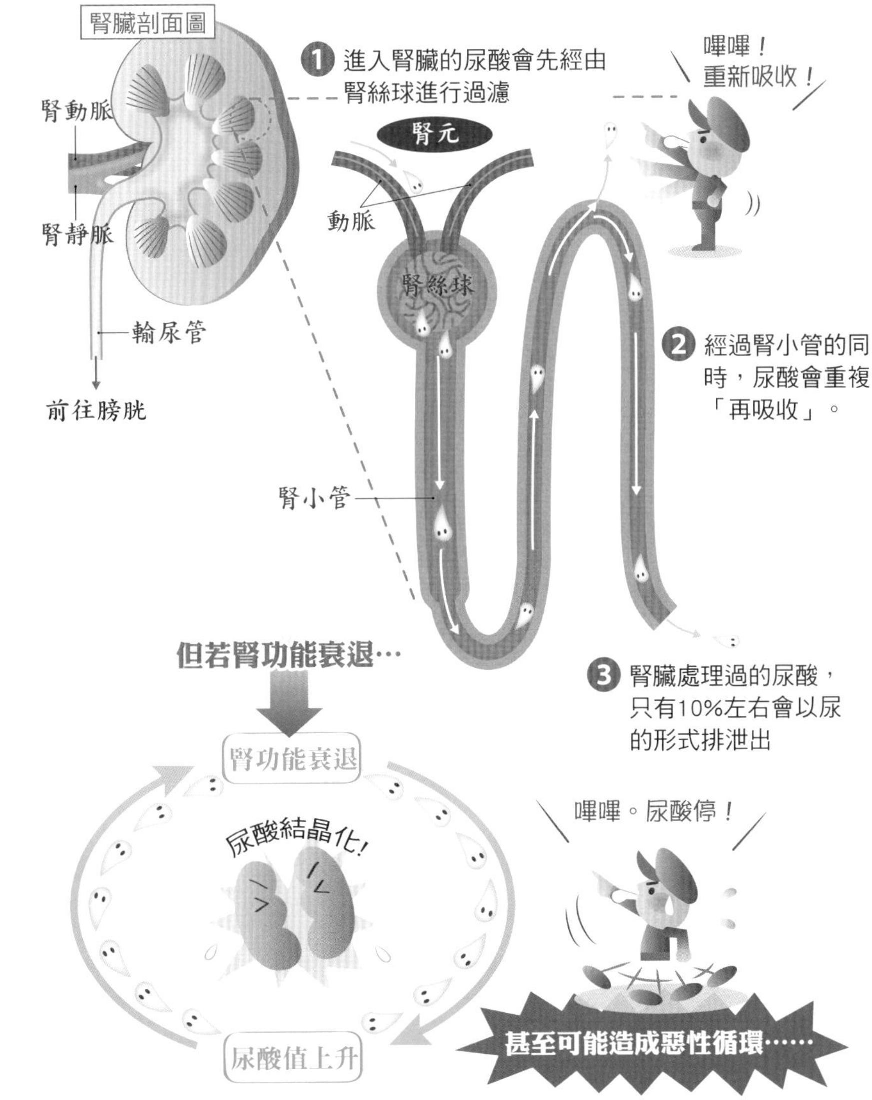
腎臟剖面圖
腎動脈
腎靜脈
輸尿管
前往膀胱
❶ 進入腎臟的尿酸會先經由腎絲球進行過濾
腎元
動脈
腎絲球
腎小管
嗶嗶！
重新吸收！
❷ 經過腎小管的同時，尿酸會重複「再吸收」。
❸ 腎臟處理過的尿酸，只有10%左右會以尿的形式排泄出
但若腎功能衰退…
腎功能衰退
尿酸結晶化！
尿酸值上升
嗶嗶。尿酸停！
甚至可能造成惡性循環……

要讓尿酸池維持定量，最重要的就是生成與排泄之間的平衡。生成過多或排泄不足，都會造成尿酸池爆滿。因此，依尿酸值上升的原因，高尿酸血症可以分成三大類。

第一是「腎臟排泄尿酸不足型」。尿酸生成正常但排泄功能衰退，因而導致尿酸過剩。根據統計，日本約有六成的高尿酸血症患者都屬於此類。第二則是「尿酸合成過多型」。此類與排泄不足型正好相反，排泄正常但體內生成的尿酸過多，因而導致尿酸過剩。這占了日本高尿酸血症患者的一成左右。第三則是結合了生成過多與排泄不足的「混合型」。尿酸生成過剩的同時，排泄功能也減弱，因而導致尿酸值上升。此類則占了三成左右。

因此，雖然高尿酸血症可分為排泄不足、合成過多與混合型三種。但排泄不足加上混合型，其實可能有九成的高尿酸血症都屬於排泄不足。雖然目前尚未釐清其原因，但學者認為腎臟排泄能力低的體質，加上容易造成尿酸值升高的生活習慣，就會導致尿酸排泄不足。曾罹患腎臟病，或糖尿病、高血壓等生活習慣病，都會造成腎功能衰退。高尿酸血症患者之所以顯著增加，都是因為混合型的患者越來越多。

最近的研究也發現由腸道排泄尿酸的高尿酸血症。

（審定註：在台灣，高尿酸血症患者以「腎臟排泄尿酸不足型」居多數。）

高尿酸血症有三種

正常情況

尿酸生成量=尿酸排泄量

日本高尿酸血症患者比例

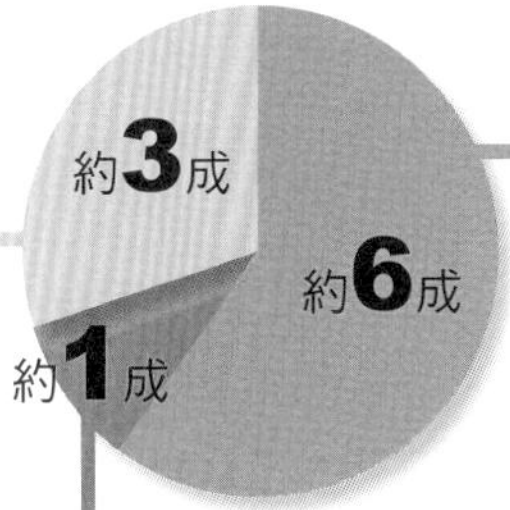

1 腎臟排泄尿酸不足型

尿酸正常生成
但排泄功能衰退

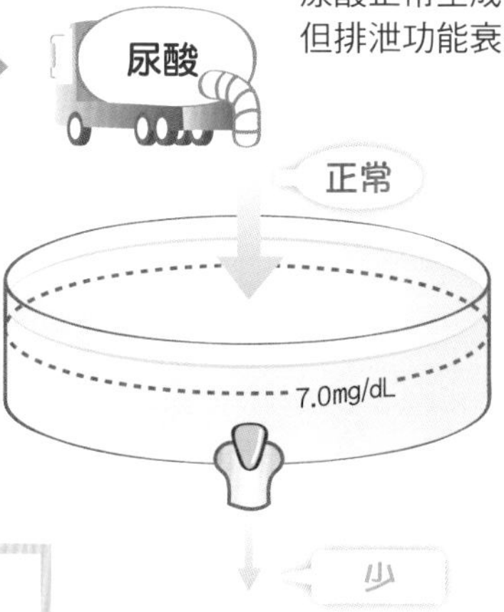

2 尿酸合成過多型

排泄正常但體內生成的
尿酸過多

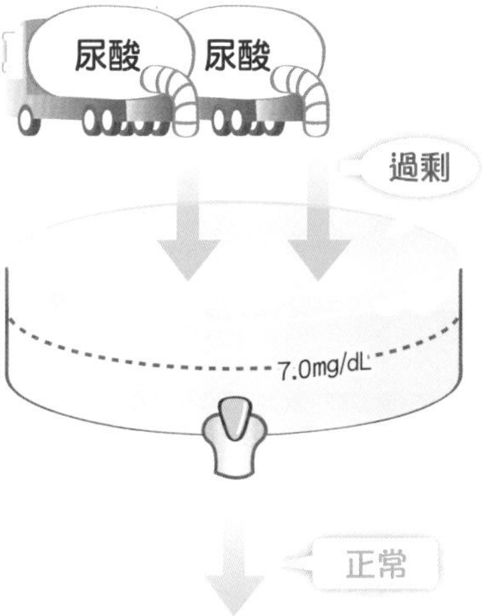

3 混合型

結合了生成過多與
排泄不足。

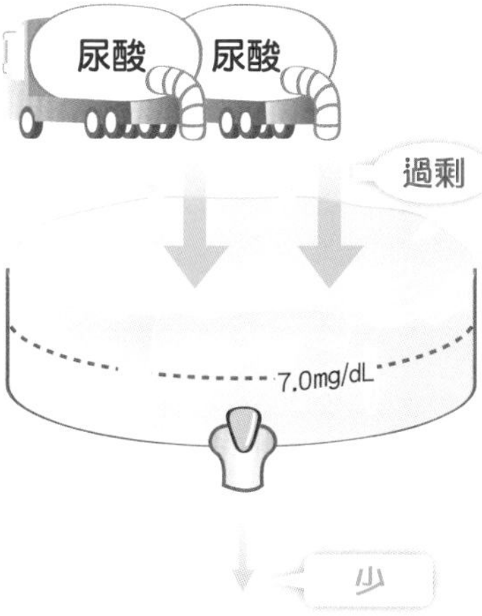

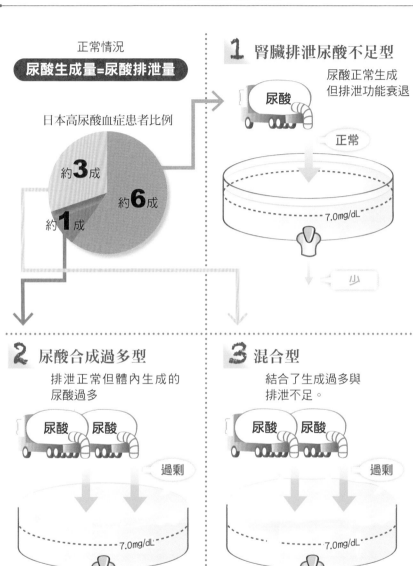

尿酸值上升的原因

肥胖是造成尿酸值上升的主因

造成尿酸合產過多或排泄不足等，也就是導致尿酸值上升的因素五花八門。其中最重要的就是「肥胖」。雖然並非所有高尿酸血症患者都超重，但體重過重的人其尿酸值多半超標，越胖的人尿酸值就越高。

容易受肥胖影響的高尿酸血症患者，只要減肥尿酸值就會跟著下降，這個事實更是不容忽視。雖然肥胖不是造成高尿酸血症的唯一病因，但尿酸值與肥胖息息相關這一點是無庸置疑的。

肥胖會如何影響到尿酸的生成與排泄呢？

肥胖大致可分兩種。一種是脂肪累積在皮下的「皮下脂肪型肥胖」，另一種則是堆積在內臟周圍的「內臟脂肪型肥胖」，這兩種都是罹患高尿酸血症的高風險群。日本研究指出皮下脂肪型肥胖的人多半屬於腎臟排泄尿酸不足。相較於此，內臟脂肪型肥胖的人，則是腎臟排泄尿酸不足型與尿酸合成過多兩種都有可能，但以合成過多的比例較高。

肥胖會妨礙尿酸排泄，再加上伴隨內臟脂肪型肥胖而來的高尿酸血症，都會造成「代謝症候群」的病情惡化。

尿酸值與肥胖息息相關

肥胖大致可分兩種

1 內臟脂肪型肥胖

男性居多

2 皮下脂肪型肥胖

女性居多

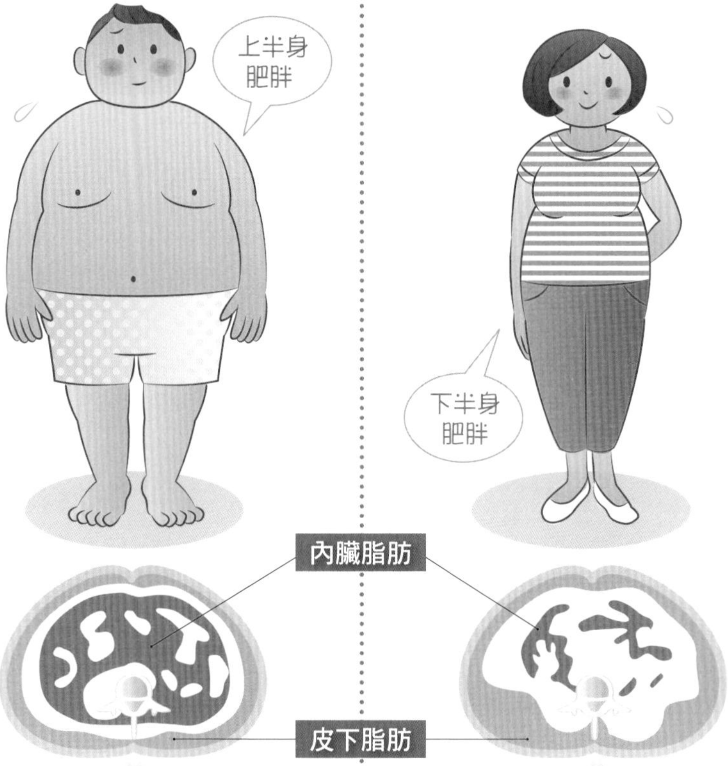

尿酸值上升的類型有哪些？

1 內臟脂肪型肥胖：
- 腎臟排泄尿酸不足型
- 尿酸合成過多型
  兩種都有

2 皮下脂肪型肥胖：
- 腎臟排泄尿酸
  不足型居多

越胖的人，尿酸值越高！

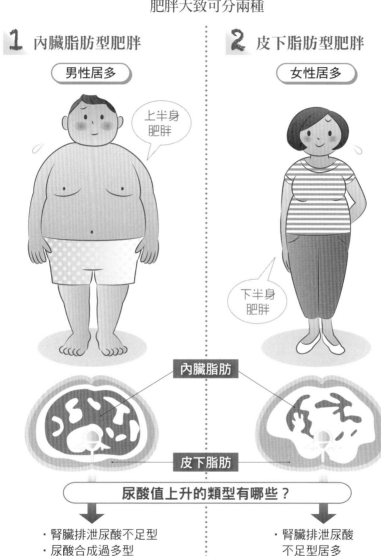

與代謝症候群的關係

代謝症候群與高尿酸血症的關係，近年來也逐漸被釐清。尿酸值上升，出現代謝症候群的頻率也會增加。而具備造成代謝症候群的要素越多，尿酸值也會隨之升高。

大家都知道內臟脂肪型肥胖導致的代謝異常會導致代謝症候群，但其實這也關乎到分泌脂肪細胞的內分泌物質「脂聯素（adiponectin）」。

脂肪細胞專門負責脂肪合成、分解與累積。脂肪細胞的脂肪累積量增加，就會導致肥胖。脂肪細胞會分泌具備各式功能的*生理活性物質，這些就是所謂的脂肪激素（Adipocytokine）。若脂肪激素的分泌或功能異常，就會影響到血壓、脂肪與血糖值，最近更發現會導致尿酸值的上升。

這些脂肪激素裡，最引人矚目的就是「脂聯素」。雖然脂聯素能預防高血壓、糖尿病或動脈硬化，但也會削弱可累積內臟脂肪的脂肪細胞分泌。內臟脂肪型肥胖之所以容易併發高血壓、高血糖或高血脂症，都肇因於脂聯素減少分泌。

因此，就尿酸值與脂聯素的關連性看來，可以發現累積越多內臟脂肪或脂聯素分泌減少的人，就越容易罹患高尿酸血症。

雖然目前的代謝症候群判斷標準尚未將高尿酸血症列入，但尿酸值的上升也可視為代謝症候群的病徵之一。

用語解說 生理活性物質　血壓、血糖值等，調節人體機能，對生理現象產生影響的活性物質。

什麼是代謝症候群？

內臟脂肪型肥胖外，再加上高血壓、高血糖、高血脂症裡，其中兩種以上的要素，就是所謂的代謝症候群！

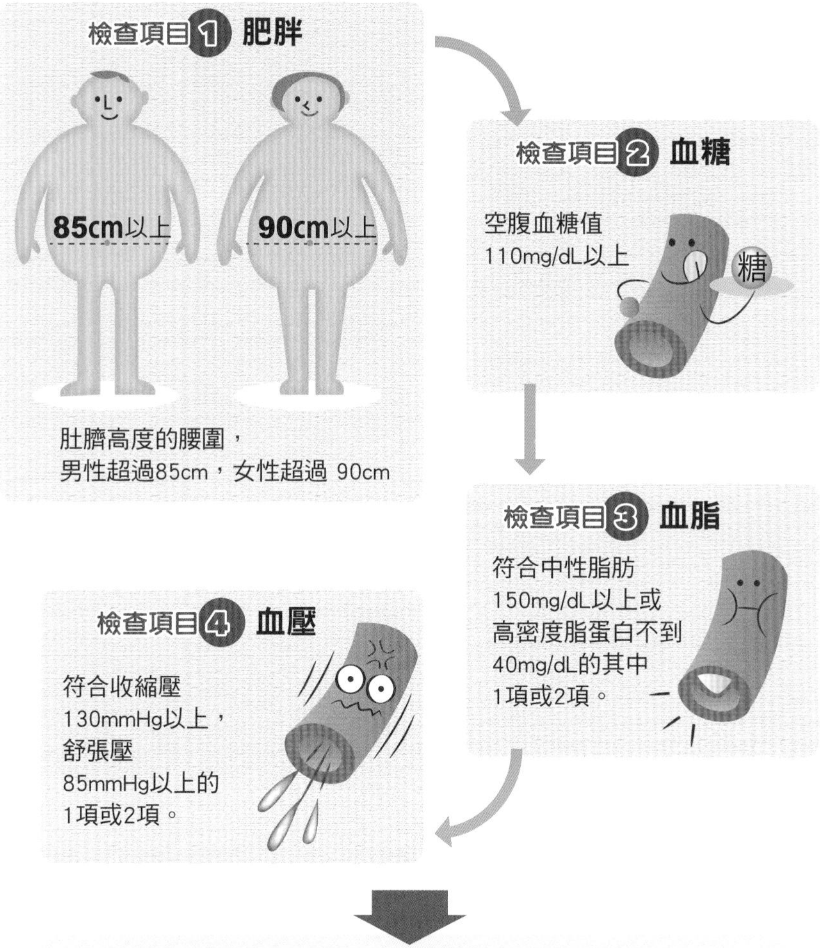
檢查項目① 肥胖
85cm以上
90cm以上
肚臍高度的腰圍，
男性超過85cm，女性超過 90cm
檢查項目② 血糖
空腹血糖值
110mg/dL以上
糖
檢查項目③ 血脂
符合中性脂肪
150mg/dL以上或
高密度脂蛋白不到
40mg/dL的其中
1項或2項。
檢查項目④ 血壓
符合收縮壓
130mmHg以上，
舒張壓
85mmHg以上的
1項或2項。

若符合項目①與項目②～④兩個以上的要素，就會被診斷為與尿酸值上升有關的代謝症候群。

也要小心壓力與激烈運動！

造成尿酸值上升的「壓力」與「激烈運動」，也是必須特別留意的兩大因素。

現代人每天都要面對來自工作、人際關係、家庭等的種種壓力。壓力除了是造成生活習慣病的危險因素外，過度的壓力也容易導致尿酸值的上升。

壓力之所以會導致尿酸值上升，主因就來自於自律神經。自律神經分為交感神經與副交感神經，唯有這兩條神經保持一定平衡，自律神經才能正常運作。但受到壓力時，交感神經就會開始發揮作用，讓身心活動變得更加活躍，促使人體消耗大量能量，這也會加速普林體的代謝，產生過多的尿酸生成。

交感神經的活躍也會造成血管收縮。這會影響到流向內臟，包括負責排泄尿酸的腎臟的血流，導致尿酸排泄量減少，尿酸值上升。

激烈運動，尤其是拼命做無氧運動，就會加速來自ATP的普林體之合成，造成尿酸值上升。沒有運動習慣的人突然開始運動時，也會出現相同的結果。

激烈運動時，血液中的＊乳酸也會跟著增加。據說，乳酸也會阻礙腎臟的尿酸排泄。

因肥胖或運動不足導致尿酸值上升時，的確需要適度的運動。不過，也必須留意運動的種類與強度。

用語解說 乳酸　激烈運動時使用到肌肉裡的糖原就會產生乳酸。最近則有研究指出乳酸為產生能量的重要物質。

壓力與激烈運動造成尿酸值上升

案例1：小主管A先生

常被賦予重要任務的A先生……

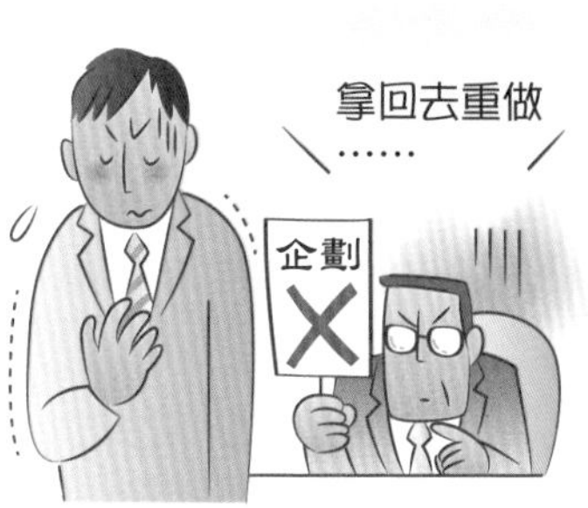

每天都處在高壓狀態

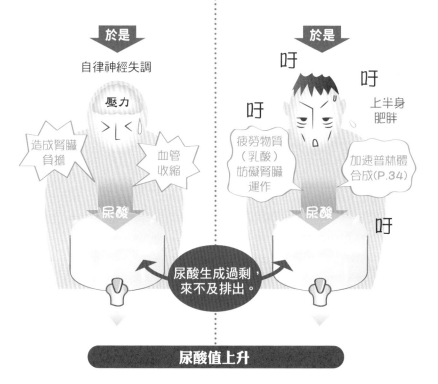

於是

自律神經失調

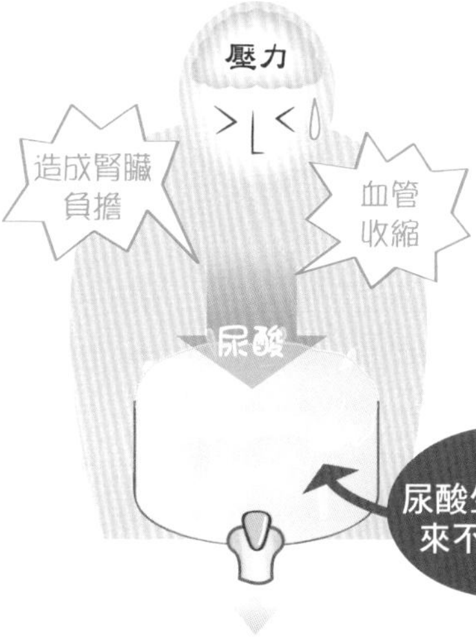

案例2：從事激烈運動的B先生

快要比賽的B先生……

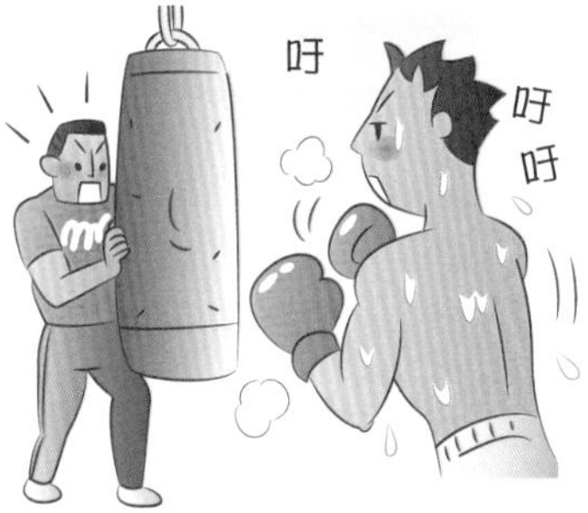

每天都接受嚴格訓練

於是

尿酸值上升

造成尿酸值上升的疾病與藥物

造成尿酸值上升的疾病

續發性高尿酸血症是僅占整體5%、因其它疾病或藥物造成尿酸值上升的高尿酸血症。在此則將介紹會造成續發性高尿酸血症的疾病與藥物。

與原發性高尿酸血症相同，續發性也可分為尿酸合成過多、腎臟排泄尿酸不足與混合型三種。導致合成過多的主要疾病就是惡性腫瘤，也就是所謂的癌症。因癌細胞以不正常的速度持續增生並進行破壞，導致形成細胞核酸的普林體大量產生，尿酸值也跟著飆升。

所有癌症都會造成尿酸值上升，影響最為顯著的就是白血病、惡性淋巴瘤等跟血液有關的癌症。因白血病、惡性淋巴瘤都無法開刀割除，只能透過化療或放射線治療，設法破壞大量癌細胞。但這些治療不只會破壞癌細胞，更會製造出大量尿酸。

因血液中的紅血球遭到大量破壞所引起的溶血性貧血、甲狀腺功能衰退，以及因先天性酵素缺乏導致普林體合成亢進導致的*尼氏乃罕症候群等疾病，都會造成尿酸合成過多。而慢性腎臟病（ＣＫＤ）所導致的腎功能衰退，也會引發腎臟尿酸排泄不足型的高尿酸血症。

而會引發混合型的疾病則包括第一型肝醣儲積症、妊娠高血壓等。

用語解說　尼氏乃罕症候群　常見於男童的先天性酵素異常之遺傳疾病。因欠缺代謝普林體的酵素，造成尿酸生成過剩。

造成續發性高尿酸血症的疾病

續發性高尿酸血症是因為其它疾病與藥物所造成的尿酸值上升！

尿酸生成過剩型

- 惡性潰瘍（白血病、惡性淋巴瘤、骨髓瘤、乳癌、肺癌等）
- 溶血性貧血
- 乾癬
- 多血症
- 甲狀腺機能低下症
- 尼氏乃罕症候群

……等等

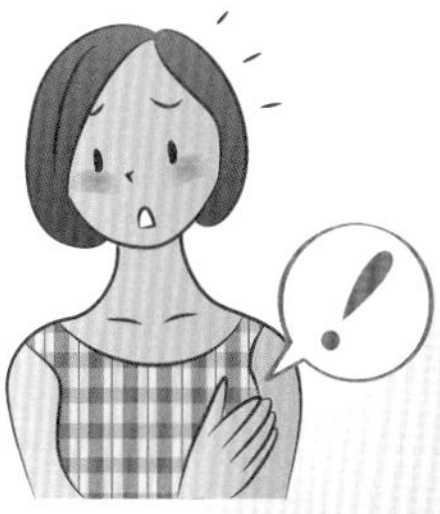

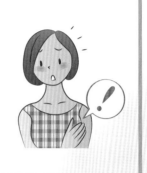

腎臟尿酸排泄不足型

- 慢性腎功能障礙
- 唐氏症

……等等

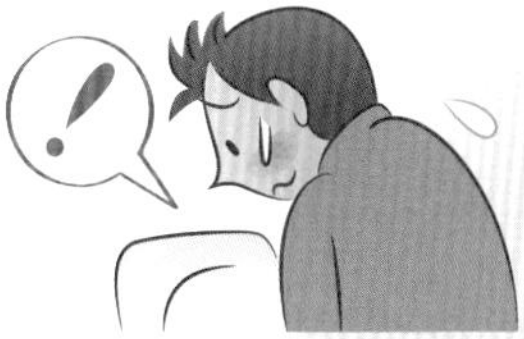

混合型

- 第一型肝醣儲積症
- 妊娠高血壓

……等等

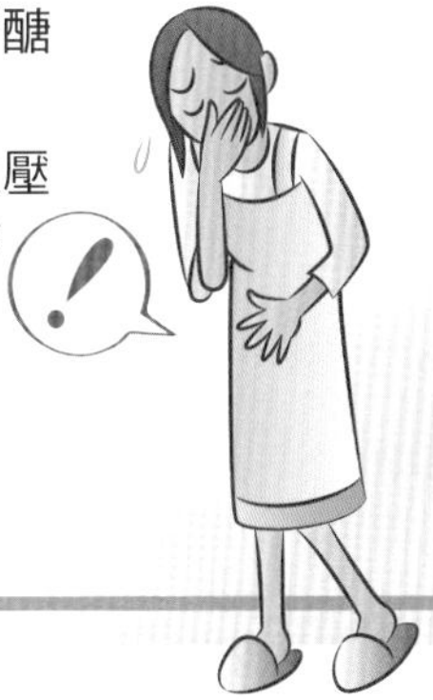

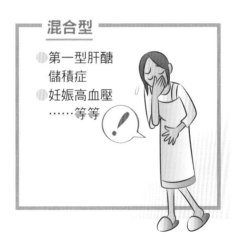

續發性高尿酸血症僅占整體的5%！

造成尿酸值上升的藥物

為治療其它疾病所服用的藥物，也會引發續發性高尿酸血症。大家知道是哪些藥物嗎？

會造成尿酸排泄不足的代表性藥物就是*利尿劑。但也有類似服樂泄麥（Furosemide）這類用來治療高血壓、心臟衰竭、腎衰竭時必須長期服用的藥物，會造成尿酸值上升的。其它則包括 **Trichlormethiazide**（商品名稱：Fluitran，服爾伊得安錠）等噻嗪類利尿劑，都會降低尿酸的排泄，造成尿酸值上升。

結核用藥 **Pyrazinamide**（商品名稱：Pyrazinamide；比井）、**Ethambutol**（商品名稱：易復癆錠；醫肺妥）、免疫控制藥物的 **Cyclosporin**（商品名稱：Sandimmun；Neoral；新體睦）或 **Tacrolimus**（商品名稱：PROGRAF；普樂可復膠囊）等，都是造成腎臟尿酸排泄不足的原因。就水楊酸（Salicylic acid）來說，使用少量（1～2g）或極少量（100mg）會導致尿酸值上升，大量（3g）就會造成尿酸值下降。

另一方面，會導致尿酸生成過剩型的藥物則包括治療氣喘的 **Theophylline**（胺非林；抗氣喘藥）、免疫控制藥物的 **Mizoribine**（商品名稱：Bredinin；咪唑立賓）等。木糖醇（Xylitol）或果糖（Fructose）也會增加尿酸。

常用於治療高脂血症或改善末稍循環的藥物或維他命等的菸鹼酸（Nicotinic acid）則會造成混合型高尿酸血症。若需長期或大量內服時，務必謹慎使用。

用語解說 利尿劑　為促進尿液生成、增加尿量的藥物。用於因心臟衰竭、水腫要將體內水分排出體外以及降血壓時。

引發續發性高尿酸血症的藥物

為治療其它疾病所服用的藥物，也會引發續發性高尿酸血症。

高尿酸血症的種類	藥物種類	代表藥物（常用名稱）
排泄不足型	利尿劑	Fluitran（服樂泄麥）
	噻嗪類利尿劑	Trichlormethiazide（服爾伊得安錠）
	治療結核藥物	Pyrazinamide（比井）、Ethambutol（易復癆錠；醫肺妥）
	免疫控制藥物	Cyclosporin（新體睦）、Tacrolimus（普樂可復膠囊）
	其它	Salicylic acid（水楊酸）等
混合型	其它	Nicotinic acid（菸鹼酸）等
生成過剩型	結核用藥	Theophylline（胺非林；抗氣喘藥）
	免疫控制藥物	Mizoribinee（咪唑立賓）
	抗癌劑※	Cisplatin（順鉑）、Methotrexate（易滅得疪福注射液）、Cyclophosphamide（癌德星錠）
	其它	Xylitol（木糖醇）、Fructose（果糖）等

注意 抗癌劑本身不會造成尿酸值上升。
而是抗癌劑殺死癌細胞時所釋放出的核酸會產生普林體，造成尿酸上升。

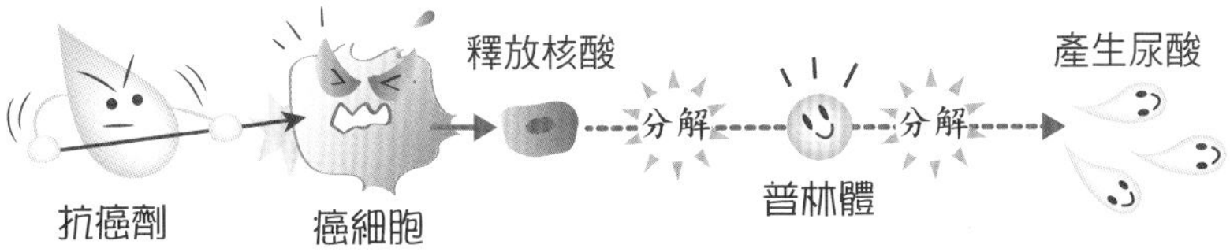

高尿酸血症的併發症

糖尿病

接下來將介紹高尿酸血症的併發症。

高尿酸血症患者最常見的併發症之一就是糖尿病。糖尿病是由於控制血糖的胰島素不足，無法發揮作用，導致血糖值飆升。糖尿病分為幾乎無法製造胰島素的*第一型糖尿病，與胰島素無法發揮作用的第二型糖尿病。日本的糖尿病患者大多屬於第二型。第二型糖尿病多半是吃太多或運動不足所引起的內臟脂肪型肥胖所引起的。首先，這與「胰島素阻抗」有關。內臟脂肪型肥胖的人容易出現胰島素阻抗。胰島素阻抗會造成就算胰島素分泌，也無法降低飯後的血糖值，持續處於高血糖狀態。這就是所謂的「葡萄糖耐受不良」，可以說是「糖尿病高危險群」。

出現葡萄糖耐受不良後，胰島素即使正常分泌也無法發揮效用，因而導致分泌過剩，這就是所謂的高胰島素血症。血液中的胰島素持續過多，就會降低腎臟的尿酸排泄功能，引起高尿酸血症。雖然高尿酸血症併發糖尿病的比例並沒有那麼高，但高尿酸血症的患者常會出現「葡萄糖耐受不良」。因此，高尿酸血症也可說是糖尿病的警訊。

若被提醒尿酸值偏高時，也要多留意血糖值。

用語解說　第一型糖尿病　因負責製造胰島素的胰臟 β 細胞遭到破壞，造成胰島素嚴重不足所產生的糖尿病。也被認為與自體免疫有關。

高尿酸血症併發症①——糖尿病

多半出現在胰島素無法順利發揮作用（胰島素阻抗）時。
高尿酸血症是糖尿病的警訊！

◇ 糖尿病的診斷基準 ◇

只要符合其中一項，就會被診斷為糖尿病型。

- □ ❶ 空腹時血糖值 **126mg／dL以上**
- □ ❷ 喝了75g的葡萄糖2小時後的血糖值(75gOGTT值) **200mg／dL以上**
- □ ❸ 經常血糖值 **200mg／dL以上**
- □ ❹ HbA1c（糖化血紅素）**6.5%以上**

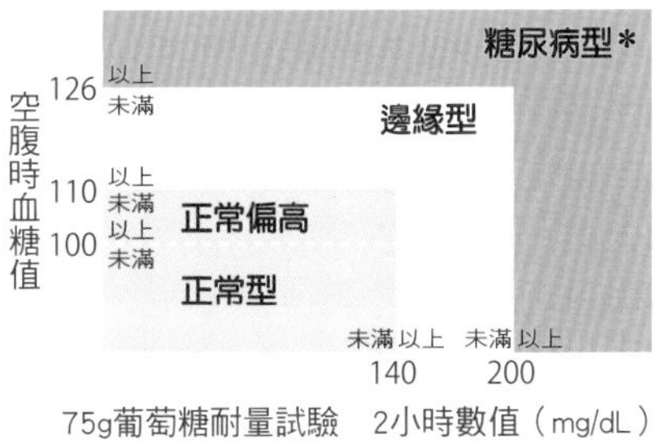

＊經常血糖值200mg/dL以上與HbA1c（NGSP）6.5%以上也都視為糖尿病型

◇ 糖尿病的三大併發症 ◇

若丟著血糖值偏高的情況不管，就會傷害到末稍血管，引發視網膜病變、神經病變或腎病變等併發症。

糖尿病視網膜病變

微血管病變造成眼底出血。持續惡化將會損及視力，甚至失明！

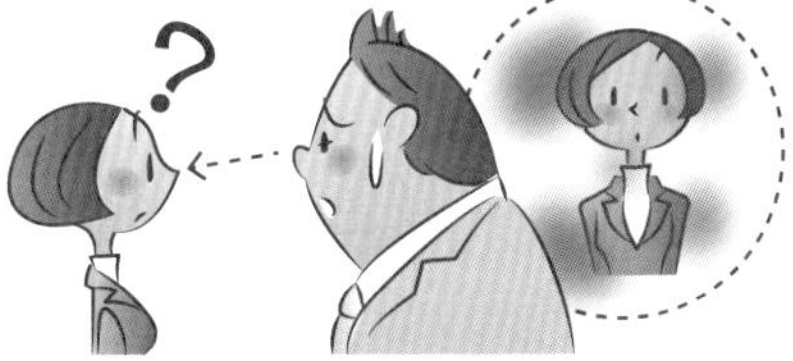

糖尿病神經病變

一開始經常會出現手腳發麻或感覺麻痺的症狀，最糟糕的就是出現糖尿病壞疽（糖尿病足），而必須進行足部截肢。

糖尿病腎病變

腎功能出問題，尿中出現蛋白質或水腫。持續惡化將會導致慢性腎衰竭，不得不洗腎！

高血壓也是高尿酸血症容易併發的疾病之一。從很久以前開始，就已經有人指出高血壓與高尿酸血症之間的相互關係。國內外的研究都顯示，高尿酸血症患者也容易罹患高血壓。

高血壓是因為某些原因導致血壓控制功能出現障礙，持續慢性的血壓過高狀態。

高血壓會讓血管壁必須經常承受強大壓力（血壓），因而傷害到血管壁出現裂縫，膽固醇或中性脂肪藉此進入血管，讓血管變得又厚又硬。而這就是所謂的動脈硬化。若無視高血壓的狀態，動脈就會持續硬化，提高罹患危及性命的心肌梗塞或腦中風的風險。

高尿酸血症容易併發高血壓的原因有以下幾項。第一，兩者的共通點就是吃太多或運動不足所造成的內臟脂肪型肥胖。內臟脂肪型肥胖容易導致胰島素阻抗引發的高胰島素血症。血液中的胰島素大量增加會降低腎臟的尿酸排泄功能，同時也會影響到鈉的排泄。

體內尿酸過剩會造成高尿酸血症。而當鈉過剩時，人體為了維持體內鈉濃度，就會增加心臟送出的血液量，因而導致高血壓。

尿酸值偏高也會讓尿酸沉積在腎臟，造成腎功能衰退，進而影響到鈉的排泄。

此外，治療高血壓的藥物中，也有些藥物會造成尿酸值上升（請參考53頁）。因此，高尿酸血症併發高血壓時，務必也要留意相關的治療藥物。

高尿酸血症併發症②——高血壓

高尿酸血症容易併發高血壓。
原因就在於「內臟脂肪型肥胖」。

◇ 高血壓的評判標準 ◇

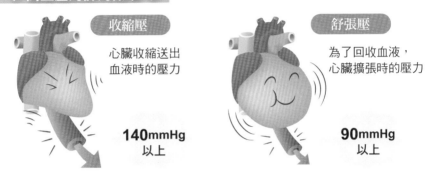

◇ 高尿酸血症容易併發高血壓的原因…… ◇

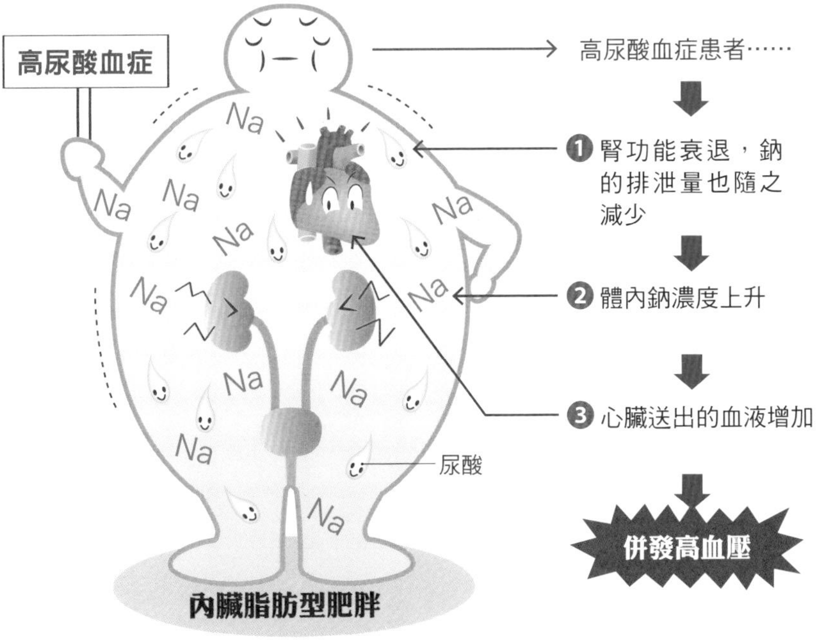

一般來說，身體會調節血液中的脂肪使其維持定量。但若人體無法順利調節或從食物中攝取過多脂肪，就會導致血液中的脂肪出現不正常的高低起伏，這就是高血脂症。

高血脂症可分為中性脂肪過多導致的高中性脂肪血症，壞（低密度脂蛋白）膽固醇過多導致高膽固醇血症，好（高密度脂蛋白）膽固醇不足導致的低膽固醇血症三種。

高血脂症大多源自於暴飲暴食或運動不足等不良生活習慣，以及因此而造成的肥胖，其中又以喜歡吃動物性脂肪、膽固醇含量高的食物，以及熱愛含大量油脂與糖分的高熱量食物的人比例最高。大家應該有發現上述條件與容易罹患高尿酸血症的條件完全一致。因此，高尿酸血症患者容易併發高血脂症也是理所當然的。

三種高血脂症中，高尿酸血症最容易併發的就是高中性脂肪血症，而高中性脂肪血症患者也最容易併發高尿酸血症。就其原因來看，這是因為糖尿病、高血壓都具有胰島素阻抗，造成內臟脂肪型肥胖的胰島素阻抗會阻礙醣代謝。不但會從醣類裡重新生成普林體增加尿酸量，來自醣類的中性脂肪也隨之增加。

高血脂症會讓多餘的脂肪附著在血管內壁，造成動脈硬化。因此，為了減低罹患心肌梗塞或腦中風的風險，控制脂肪是非常重要的。

高尿酸血症併發症③——高血脂症

高血脂症是從食物中攝取過量脂肪，
造成血液中的脂肪異常增加

◇ 高血脂症的判斷基準 ◇

只要符合以下其中一項條件，就會被診斷為高血脂症

- ☐ 高中性脂肪血症……中性脂肪值　150mg/dL以上
- ☐ 高膽固醇血症………低密度脂蛋白膽固醇值　140mg/dL以上
- ☐ 低膽固醇血症………高密度脂蛋白膽固醇值　未滿40mg/dL

高尿酸血症患者與高血脂症患者
的生活習慣極為相似

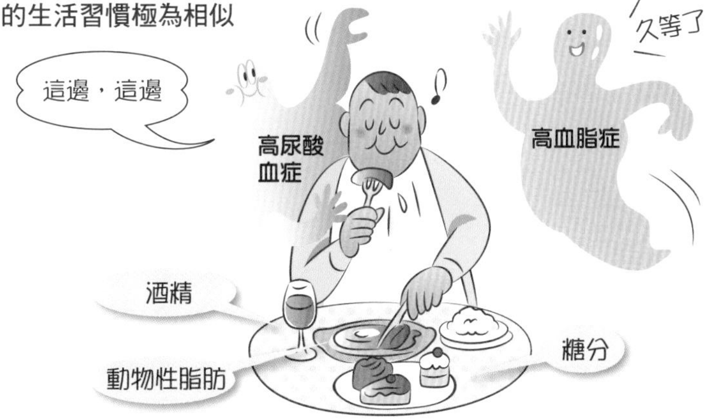
這邊，這邊
久等了～
高尿酸血症
高血脂症
酒精
動物性脂肪
糖分

持續下去的話……

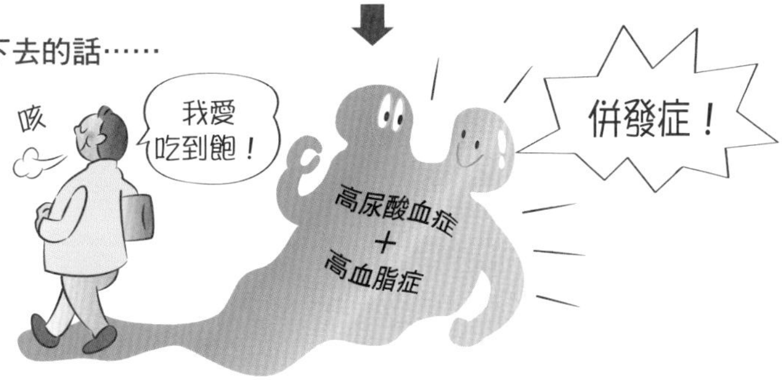
咳
我愛吃到飽！
併發症！
高尿酸血症
＋
高血脂症

動脈是將心臟血液送往全身的血管。從連結心臟的大動脈開始，逐漸分支變細，最末端則是比髮絲還細的小動脈。如果這些動脈的管壁變得又厚又硬，內腔變窄，造成血液無法流通，就是所謂的動脈硬化。動脈持續硬化就容易引發腦梗塞等腦血管疾病，以及心絞痛、心肌梗塞等心血管疾病。而這些通通都是不知哪天會突然一命嗚呼的恐怖疾病。

過去高尿酸血症或痛風患者的死因中，腎衰竭所引發的尿毒症（請參考64頁）占了極高比例。但隨著近年來藥物等醫療技術的進步，腎衰竭的比率也跟著減少。取而代之的是動脈硬化引起的大腦與心血管疾病。

動脈硬化也是一種老化現象，其惡化程度則因人而異。造成其差異的原因，包括肥胖、高血壓、糖尿病、高血脂症、香菸與壓力等危險因素。近來則發現導致代謝症候群的內臟脂肪型肥胖，再加上高血壓、糖尿病、高血脂症等疾病更會加快動脈硬化的速度。

前面也有提到過，內臟脂肪型肥胖所導致的代謝症候群症狀與高尿酸血症關係密切。研究也指出若尿酸值持續偏高，尿酸就會造成血管發炎，導致動脈硬化。

為了避免類似暴斃的不幸事件發生，關鍵就在於要努力控制尿酸值，想辦法減肥並改變生活習慣，避免各種併發症找上門。

高尿酸血症併發症④——動脈硬化

動脈硬化是指將血液運往全身的血管（動脈）裡，
堆積大量膽固醇或中性脂肪，造成內腔變窄。

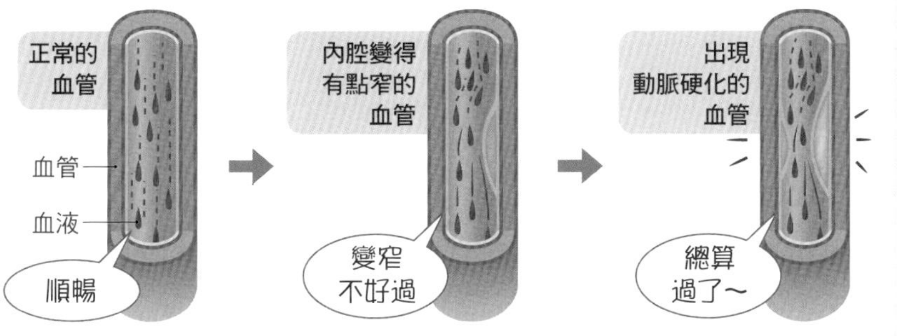

動脈硬化持續惡化……

大腦血管病變

❶ 腦血栓

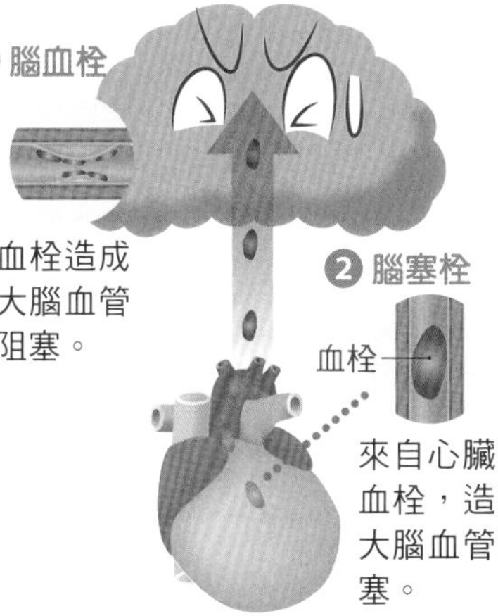

血栓造成大腦血管阻塞。

❷ 腦塞栓

來自心臟的血栓，造成大腦血管阻塞。

心臟血管病變

冠狀動脈疾病

❶ 狹心症

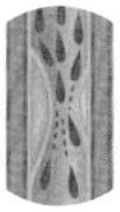

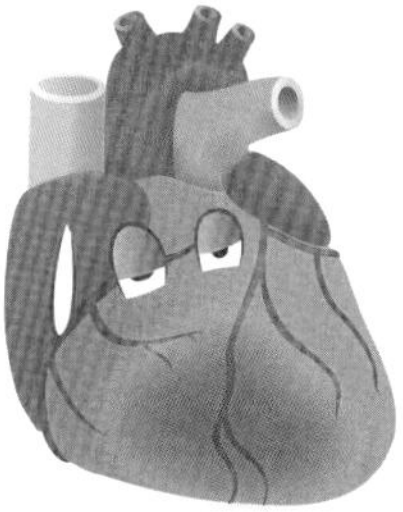

冠狀動脈變窄。造成輸往心肌的養分不足。

❷ 心肌梗塞

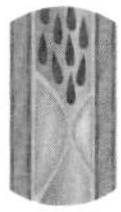

冠狀動脈完全阻塞。養分無法輸往心肌，導致心肌壞死。

尿酸值持續偏高，就會造成血管發炎，引發動脈硬化。

腎功能障礙①～痛風腎

高尿酸血症的併發症裡，也有因尿酸過多所引發的疾病。

人體內的尿酸會集中於腎臟，跟著尿液一起排出體外。因此，罹患高尿酸血症的人，尿酸排泄量也會隨之增加。如此一來，就會造成腎臟負擔與腎功能障礙。因此，腎功能障礙可以說是與高尿酸血症、痛風關係最密切的併發症。腎臟的重要任務就是負責過濾血液、製造尿液，將老舊廢物或有害物質轉換為尿液排出體外。另外，腎臟也能調節尿量與濃度，讓體內的水分跟鹽分維持定量。調節血壓更是腎臟的功能之一。

體內的尿酸透過血液送到腎臟後，首先要經過由一團微血管組成的腎絲球過濾。過濾後的尿液就是所謂的原尿，其中還蘊含了許多可再利用的營養成分。

因此，經腎絲球過濾的原尿流到腎小管後，一部分的尿酸會跟著能再利用的營養成分重新被吸收。重複此一過程時，也能調節尿液濃度，最後再經由尿道被排出體外。

若罹患了高尿酸血症，輸往腎臟的尿酸量就會增加，尿中的尿酸濃度也會跟著升高。因尿酸難溶於水，無法完全溶解的尿酸就會與鈉結合產生結晶。若長期處在尿酸值偏高的狀態下，尿酸鈉鹽結晶就會沉積在腎臟組織造成發炎，導致腎功能衰退。這樣的狀態就被稱為「痛風腎」。若因痛風腎造成腎功能衰退，尿酸的排泄也會跟著惡化，甚至造成腎功能障礙的惡性循環。

腎臟組織與痛風腎

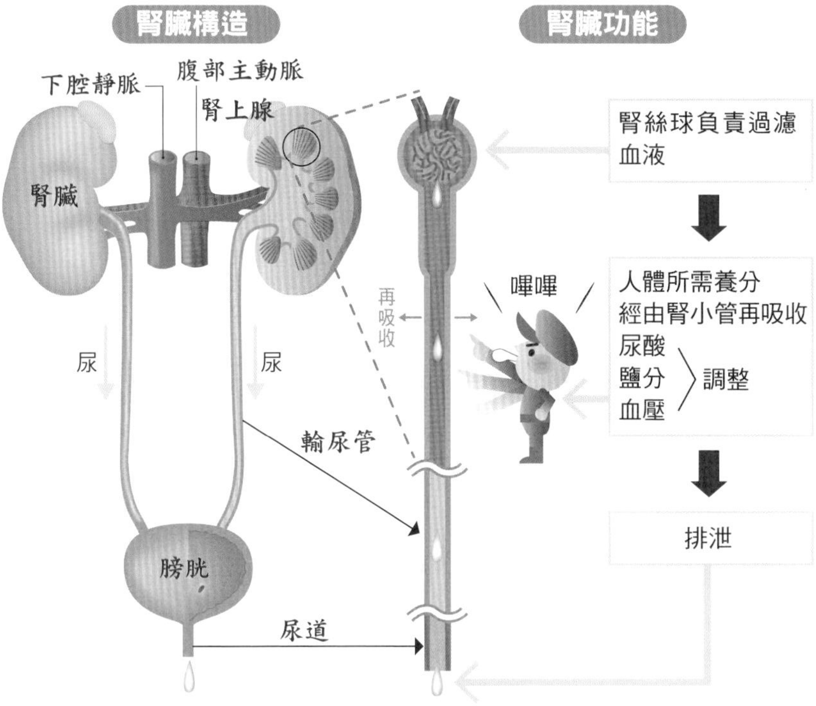

但若尿中的尿酸濃度變高……

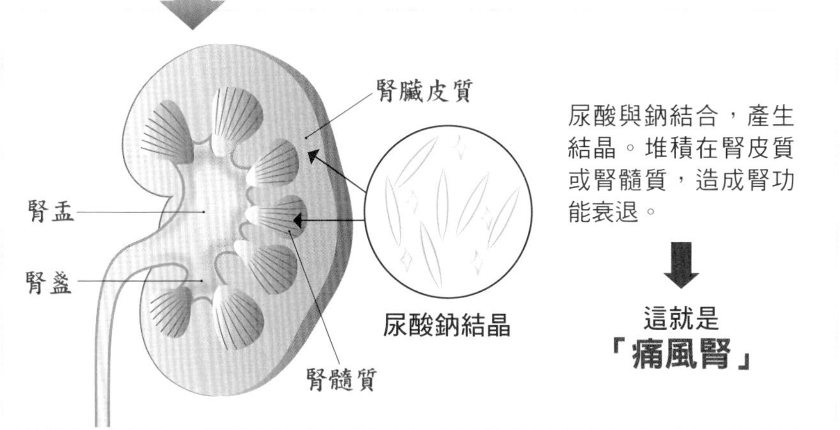

腎功能障礙②～慢性腎臟病、慢性腎衰竭

若無視高尿酸血症或痛風腎，讓腎功能衰退低於正常人的60％，就會演變成慢性腎臟病（CKD）。慢性腎臟病並非單一疾病，要透過尿液或血液檢查，花三個月以上的時間來觀察腎功能是否衰退或出現尿蛋白。因此，不光是高尿酸血症或痛風腎，只要是慢性的腎臟病都是其病因。舉例來說，糖尿病引起的糖尿病腎病變、高血壓會造成腎臟裡纖細血管的動脈硬化、腎臟變硬萎縮的腎硬化等，都是讓慢性腎臟病更加惡化的原因。

腎臟是很能硬撐的內臟器官，所以腎功能要衰退到某種程度才會出現自覺症狀。但丟著不管就會默默惡化，最後演變為慢性腎衰竭。腎衰竭會造成體內老舊廢物無法排出體外，引發有毒物質充滿全身的「尿毒症」。

過去有很多痛風腎演變成尿毒症最後一命嗚呼的病例。雖然說現在控制尿酸值的相關治療技術日新月異，很少有人死於痛風腎所引起的尿毒症，但也不能因此掉以輕心。即便不是痛風腎，痛風、高尿酸血症患者，還是會罹患慢性腎臟病。若惡化成慢性腎衰竭，衰退的腎功能就再也無法復原，甚至必須終生＊洗腎（人工透析）。此外，慢性腎臟病也與生活習慣病、代謝症候群息息相關。持續惡化就會演變成動脈硬化，最後導致大腦、心血管疾病。

雖然已是老生常談，但為了身體健康，在治療高尿酸血症的同時，也必須努力減重、改變生活習慣，避免各種併發症找上門。

用語解說

洗腎（人工透析）　以人工方式過濾血液的治療法。讓血液抽出體外，經過透析迴路過濾掉血液中的老舊廢物後，再將淨化的血液輸送回體內。

慢性腎臟病的演變過程

◇ 慢性腎臟病（CKD）的評判標準 ◇

只要符合以下1或2項，且持續三個月以上的話，就會被診斷為慢性腎臟病。

- ☐ 尿蛋白……………………………陽性
- ☐ 腎絲球過濾率估計值…………60ml／分／1.73㎡

◇ 慢性腎臟病分期 ◇

分期	GFR估計值 (ml/分/1.73㎡)	腎功能衰退程度	症狀	治療法
第1期	90以上	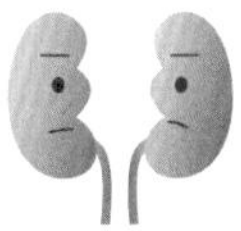	・幾乎沒有自覺症狀 ・蛋白尿、血尿	改變生活習慣・飲食療法・藥物治療
第2期	89～60			
第3a期	59～45	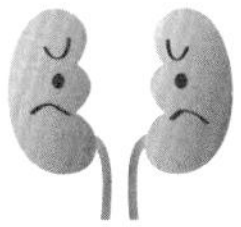	・夜間頻尿 ・血壓上升 ・貧血	
第3b期	44～30			
第4期	29～15	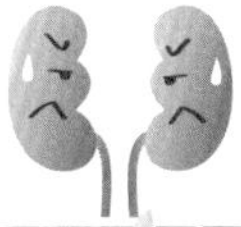	・疲勞、倦怠 ・水腫	準備洗腎・腎臟移植等
第5期	不到15	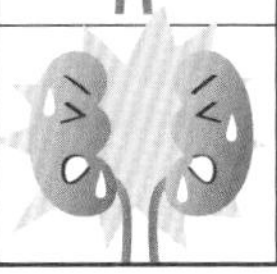	・食慾不振 ・想吐 ・呼吸不順 ・尿量減少	

最後要介紹的併發症，也是跟尿酸過多有直接關係的疾病。

經腎絲球過濾與腎小管再吸收的尿液，會經過腎盞、腎盂、輸尿管到達膀胱，最後再從尿道排出體外，這段路程就稱為尿路。在尿路某處出現的結石就是尿路結石。

尿路結石大多是在腎臟形成，小於10 mm的甚至會經過輸尿管抵達膀胱或尿道。而依發現的部位不同，可分為腎結石、腎盂結石、輸尿管結石、膀胱結石、尿道結石。

結石停留在腎臟時，並沒有顯著的自覺症狀。但隨著尿液流到尿路某處造成阻塞，就會出現讓人無法呼吸的劇烈疼痛。結石只要一動傷害到尿路，也會造成血尿。

結石的主要成分為草酸鈣或磷酸鈣、磷酸銨鎂、尿酸等。高尿酸血症與痛風最常見的就是尿酸結石，但經常也會看到草酸鈣結石。尿中的尿酸濃度一上升，尿酸就會與鈉結合形成結晶，凝固後就會變成結石。除此之外，也會看到尿酸結晶外圍覆蓋了草酸鈣等物質所形成的結石。

因高尿酸血症或代謝症候群患者的尿液pH值（顯示液體酸鹼程度的數值）偏酸性，會讓原本就難溶於水的尿酸更加難以溶解，也更容易形成結石。因此，也可以說尿酸值越高越容易出現結石。

第三章則會針對尿酸鈉結晶所引起的「痛風」進行詳細解說。

容易形成結石的地方

尿酸值高居不下，尿液就會偏酸性。這會導致尿酸更難溶於水，也更容易形成結石。

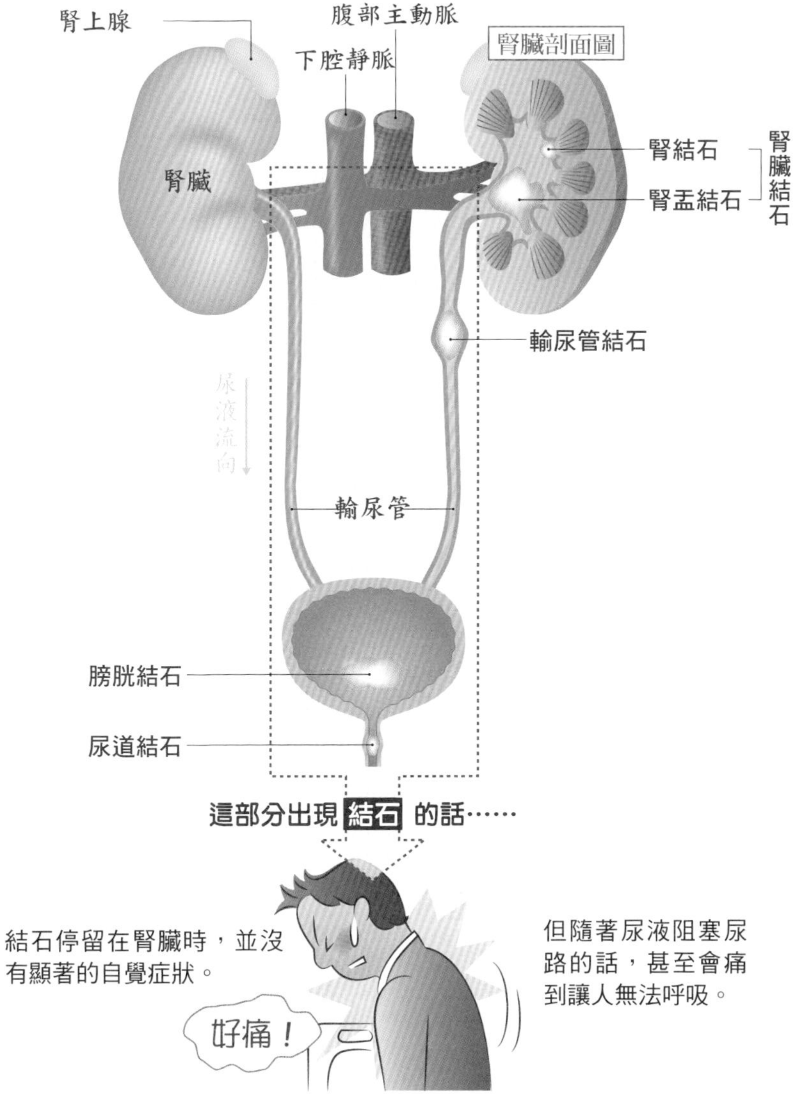

NOTE

低尿酸血症

尿酸值偏高會造成身體種種問題。提到尿酸時，也經常用到「老舊廢物」這個詞彙。但對人體來說，尿酸真的一無是處嗎？

其實，看起來百害而無一利的尿酸，對身體也是有幫助的。這幫助就是「抗氧化作用」。所謂的抗氧化作用就是淨化會致癌或老化的活性氧。健康人士的體內之所以會維持定量的尿酸，其實是很重要的，尿酸不能過剩也不能不足。

相較於尿酸值偏高造成的「高尿酸血症」，尿酸值過低則會出現「低尿酸血症」。低尿酸血症的基準是低於 2.0mg/dL。高尿酸血症患者多半為男性，低尿酸血症患者的特徵，就是以原本尿酸值就偏低的女性居多。

低尿酸血症患者，除了一出生就欠缺製造尿酸的酵素這種特殊案例外，大部分都是腎臟持續將尿酸排出體外所導致的「腎性低尿酸血症」。輸送到腎臟的尿酸經腎絲球過濾後，會透過腎小管再吸收。但若罹患腎性低尿酸血症的話，腎小管就無法完全再吸收，因此高於正常值的尿酸就會隨著尿液一起被排出體外。

因腎性低尿酸血症患者尿中的尿酸濃度極高，促使尿酸更容易結晶化，形成尿路結石。除此之外，也要小心運動後突發的急性心臟衰竭。

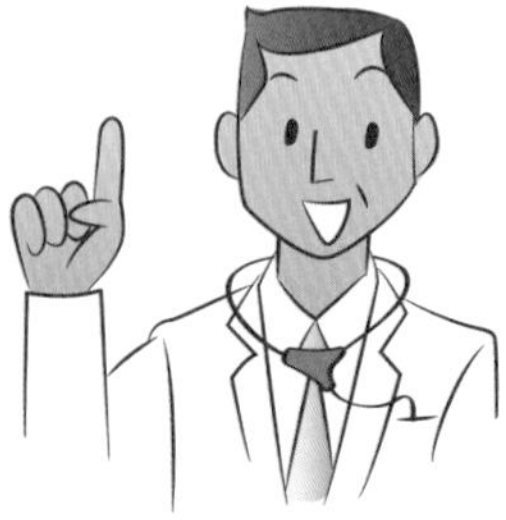

第3章

突如其來的劇痛！痛風的真面目

某天突然出現劇烈疼痛的痛風。但痛風不只是會讓人感到痛不欲生的疾病，突如其來的劇痛也正是體內累積的尿酸打算侵襲全身的鐵證。請大家務必要正確接收痛風所代表的警訊。

痛風到底是什麼病？

若無視偏高的尿酸值……

痛風是某天雙腳大拇趾等處的關節突然腫脹，痛到讓人受不了的疾病。雖說「突如其來」，但事出必有因。要罹患高尿酸血症才會出現痛風。丟著高尿酸血症不管，就會引發讓人痛不欲生的痛風。那麼，高尿酸血症要經過哪些階段才會演變成痛風呢？

只要血液中的尿酸值超過7.0mg／dL，就會被診斷為高尿酸血症。如果只是尿酸值高於7.0mg／dL，並不會有任何顯著的自覺症狀。但只要持續高尿酸血症的狀態，尿酸就形成結晶，堆積在關節、尿路等處。沒有任何症狀的這段期間就稱為「無症狀高尿酸血症期」。這段期間若疏於治療，某天堆積在關節的尿酸結晶就會發炎引起劇烈疼痛，這就是痛風發作。只要一發作就會進入下一個階段的「急性痛風發作期」。痛風並不是發作過一次就沒事了。如果不想辦法改善尿酸值偏高的問題，就一定會再發作。而此時也是持續重複著毫無症狀與痛風發作的「發作間期」。即便如此還是丟著高尿酸血症不管，讓痛風持續惡化的話，就會進入「慢性痛風關節炎期」。痛風發作越來越頻繁，尚未痊癒又開始發作。而尿酸結晶還會在關節附近集結成痛風結節。

從高尿酸血症到痛風

高尿酸血症經歷以下階段後就會變成痛風

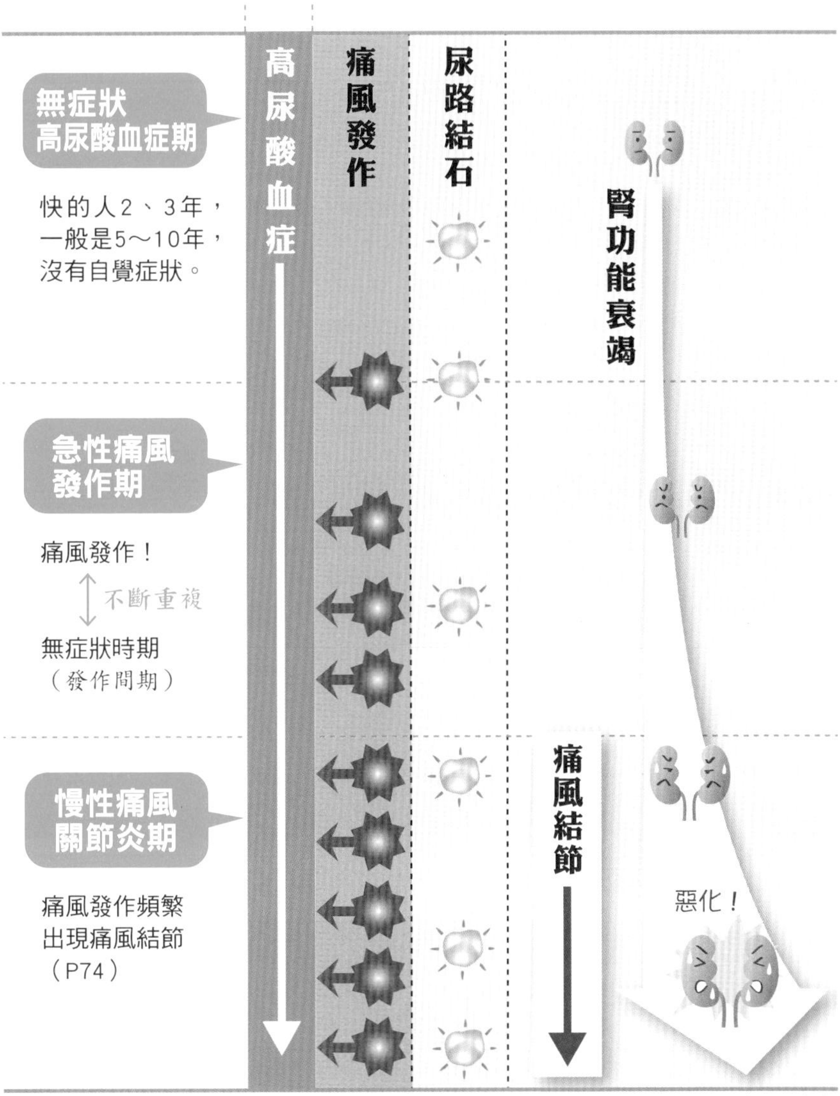

出處：山中壽《給想降低尿酸值的你》P27 （暫譯，保健同人社2008年）

痛風發作是白血球與尿酸結晶的戰鬥

長年無視高尿酸血症的結果，會讓堆積在關節的尿酸結晶引發關節炎，這就是痛風發作的原因。如果只是尿酸結晶堆積在關節，並不會出現劇烈疼痛。會痛是因為發炎。

那麼接下來就來探討痛風關節炎是如何產生的吧！

血液中的尿酸值經常高於7.0mg／dL，無法溶於血中的尿酸就會與鈉結合，產生名為「尿酸鈉鹽」的結晶。這些結晶會一點一點地堆積在關節或腎臟等處。

若透過顯微鏡觀察尿酸鈉結晶，會發現這些結晶是閃閃發光的純白物質。尖銳的前端呈現針葉狀。但對人體來說，這乍看很美的結晶卻是「異物」。

我們的身體都具有免疫機能。當細菌或病毒等異物入侵時，以白血球為首的＊**免疫細胞**就會開始攻擊並將這些異物排出體外。

堆積在關節組織的尿酸結晶，並不會被視為異物，也不會發炎。但只要一部分結晶掉到關節液中，身體就會將其視為異物，白血球也會順勢展開攻擊。

為了排除這些尿酸結晶，白血球會將異物吸入（吞噬）自己體內，試圖用酵素加以溶解。但人體其實並沒有能分解尿酸的酵素。在無法消滅尿酸結晶的情況下，使白血球損壞或是發炎，與此同時，白血球就會釋放出會造成發炎的各種生理活性物質，造成劇烈疼痛、腫脹與發紅。

用語解說　**免疫細胞**　指的是血液中的白血球，也就是負責身體免疫機能的細胞。包括巨噬細胞、T 細胞、B 細胞、NK 細胞、嗜中性白血球、嗜酸性白血球等。

痛風是這樣發作的

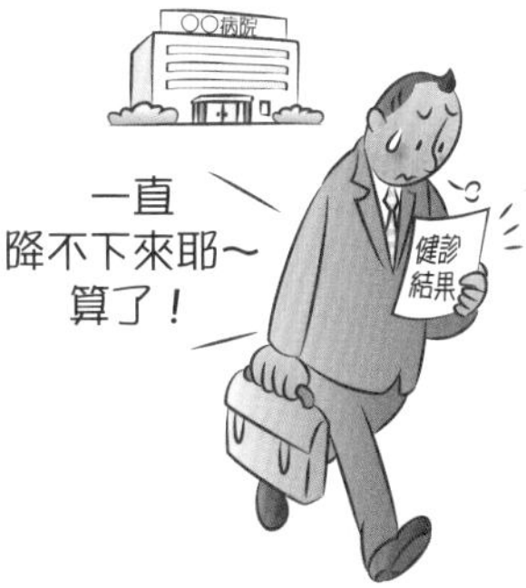
○○病院
一直
降不下來耶～
算了！
健診
結果

1. 長期無視尿酸值高於7.0mg/dL的情況……

2. 關節出現尿酸鈉鹽結晶，附著在關節上。

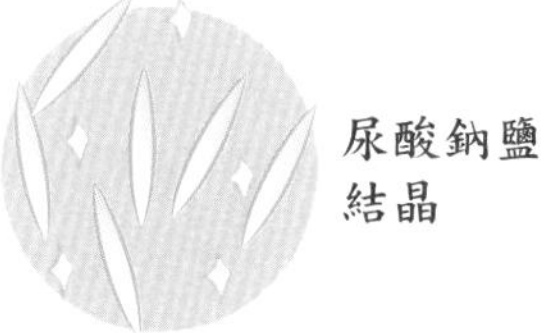
尿酸鈉鹽
結晶

3. 白血球認為這是「異物」，吸入體內開始「吞噬」……

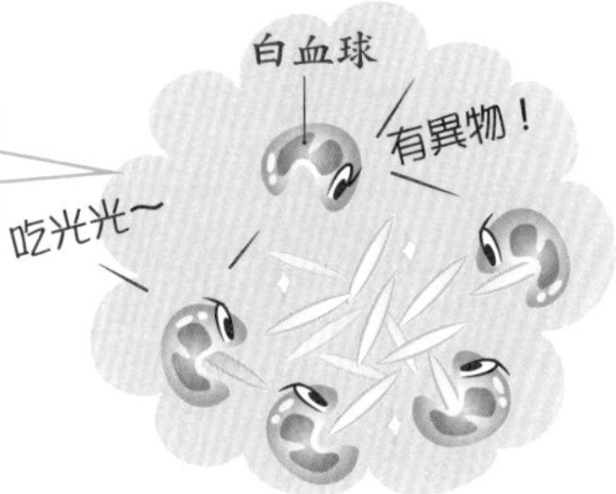
白血球
有異物！
吃光光～

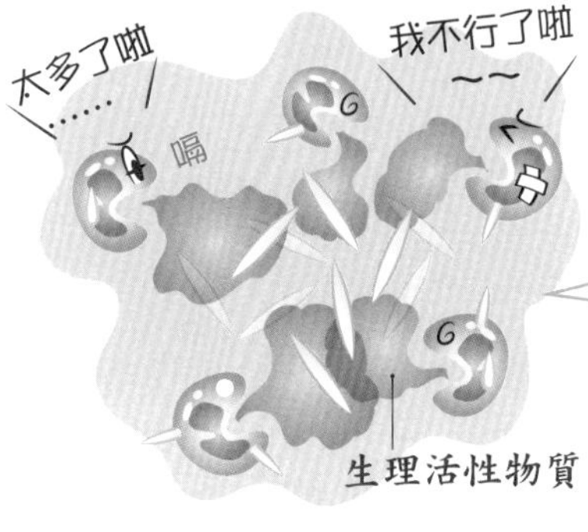

4. 白血球因無法吞噬所有的尿酸鈉結晶而壯烈犧牲。白血球也因此產生各種「生理活性物質」。

5. 釋放出的物質，會促使微血管擴張。血流增加的部分會出現「腫脹」與「疼痛」。

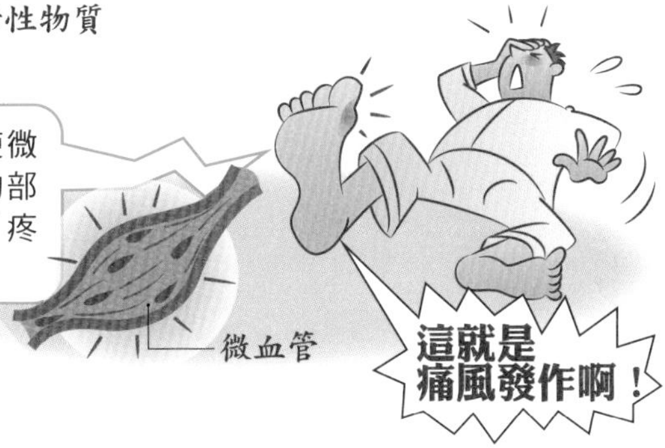
微血管
這就是
痛風發作啊！

若尿酸值持續偏高，尿酸結晶就會堆積在身體各處，而最常見的部位就是關節。如同各位所知，關節裡最容易發作的部位就是雙腳大拇趾的周圍。尤其是第一次發作時，這部位就占了整體的70％。雖然目前尚未釐清從雙腳大拇趾開始的原因，但已有研究指出容易堆積尿酸結晶的部位。這些部位的特徵如下：

- **體溫較低。**
- **酸性較強。**
- **經常活動。**
- **承受負擔。**

最符合上述條件的就是關節，其中又以腳趾是距離心臟最遠、溫度最低的部位。此外，雙腳大拇趾關節也是跟走路、支撐體重、保持身體平衡等有關，必須承受許多負擔，所以才會成為最容易造成痛風發作的部位。不過，痛風也會發生在雙腳大拇趾以外的其它關節，大多數集中在其它腳指頭關節、腳跟、腳踝、阿基里斯腱週邊、膝蓋等膝蓋以下的下肢關節（占整體的90％），一部分則會發生在手指、手腕、手肘、肩膀等上肢關節。而在容易堆積的部位上，尿酸結晶會形成瘤狀物，這就叫痛風結節。除了關節外，也經常會出現在體溫較低的耳垂上。

接下來則將探討痛風發作的契機。

痛風容易發生在這些部位

易堆積尿酸結晶的部位與特徵

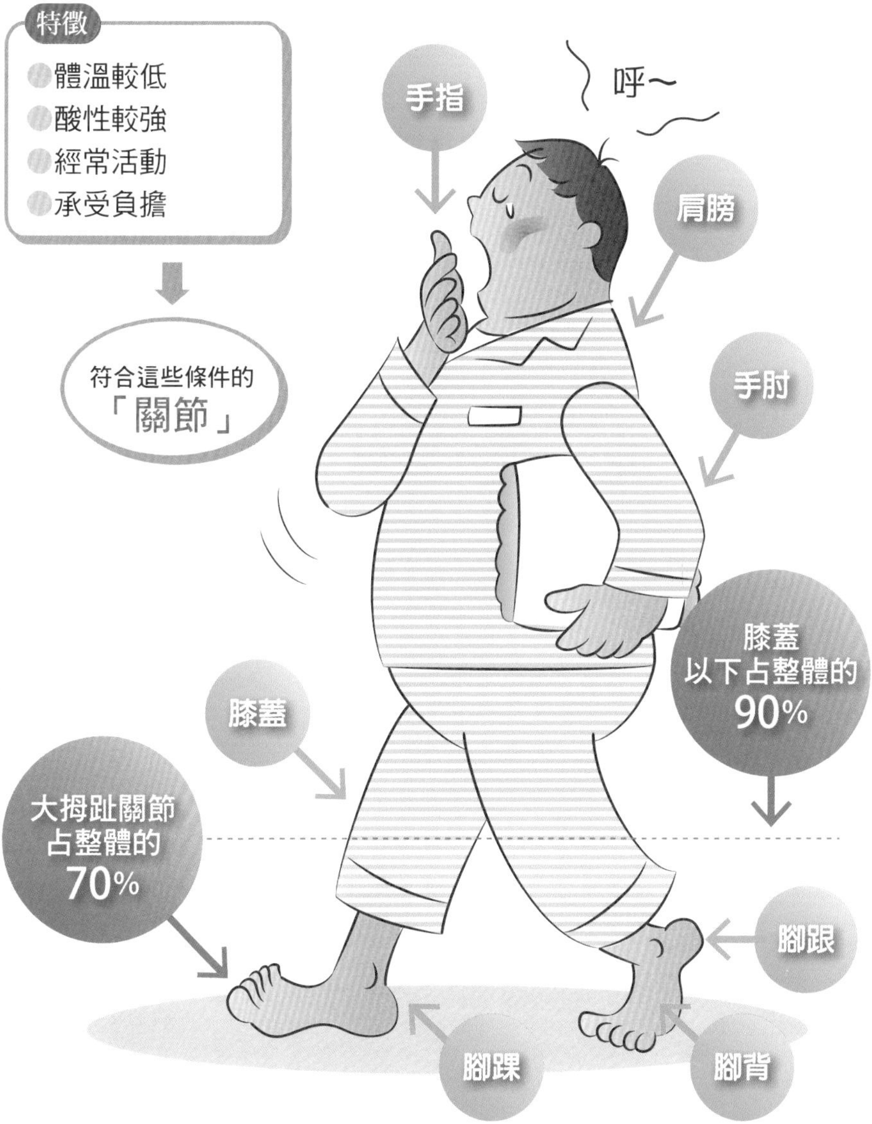

至於痛風什麼時候容易發作呢？雖然說痛風是某天突然發作的，但其實有最容易發生痛風的時間點，那就是半夜到淩晨。這是因為就寢時副交感神經位居優勢，會造成血壓降低，血液循環減弱，甚至造成體溫下降。

而從造成尿酸值上升的因素來看，有幾個容易引發痛風的關鍵。

第一是運動。激烈運動會造成尿酸值急速上升，此時就很容易引起痛風。長時間步行、扭傷、穿新鞋時都會對關節造成負擔，因而成為發作的關鍵。

第二則是飲食習慣。吃太多、喝太多酒，或者普林體、蛋白質攝取過量，也是促使痛風發作的原因之一。

壓力也會造成尿酸值上升，因此壓力過大也會引發痛風。整天加班或因人際關係感到沉重壓力時，就要特別小心。

夏天流了一身汗或水分攝取不足，造成體內水分減少時，血液、尿液中的尿酸濃度也會升高，此時也很容易引起痛風。

而當尿酸值急速降低時也會引發痛風。開始服用降尿酸藥物來治療高尿酸血症與痛風時，為了不讓尿酸急速下降，一定要從少量開始（請參考120頁）。

容易引起痛風發作的關鍵

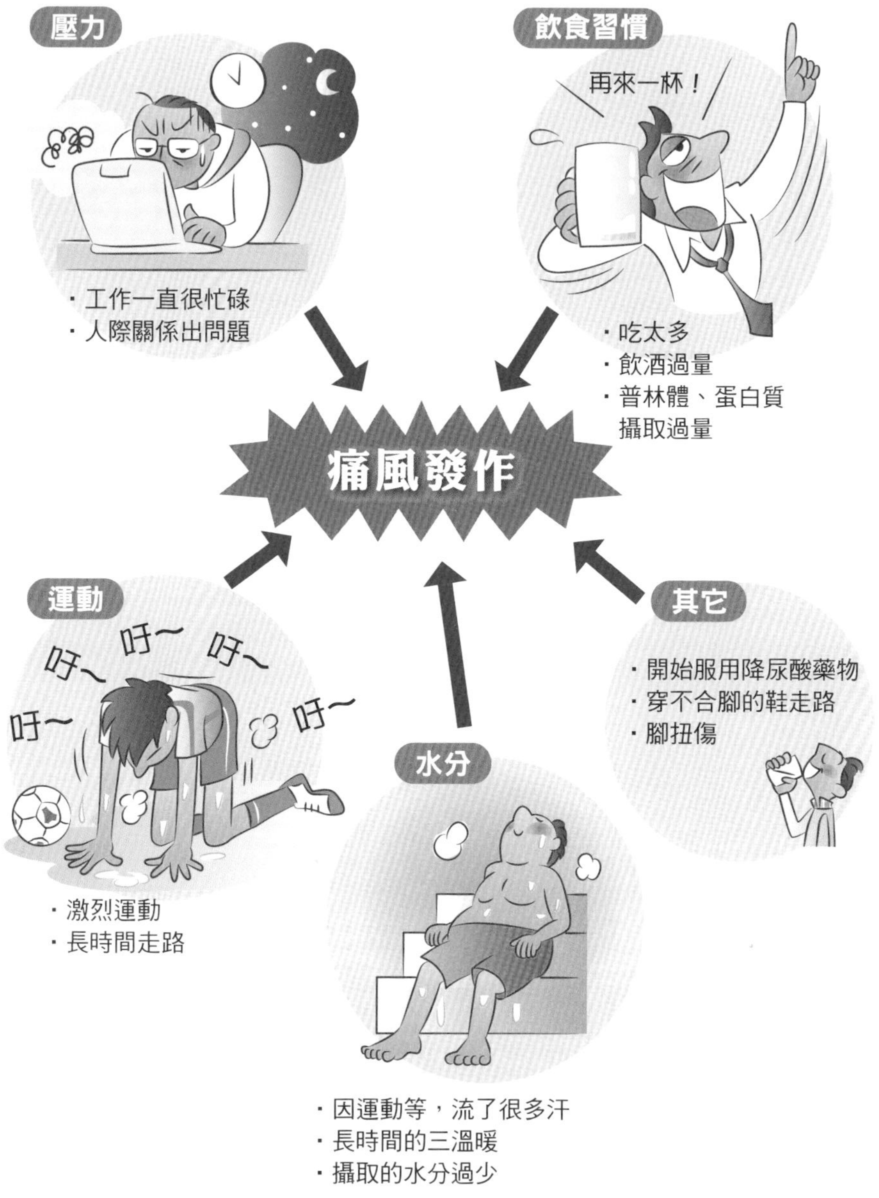
壓力
・工作一直很忙碌
・人際關係出問題
飲食習慣
再來一杯！
・吃太多
・飲酒過量
・普林體、蛋白質攝取過量
痛風發作
運動
吁～
吁～
吁～
吁～
吁～
・激烈運動
・長時間走路
水分
・因運動等，流了很多汗
・長時間的三溫暖
・攝取的水分過少
其它
・開始服用降尿酸藥物
・穿不合腳的鞋走路
・腳扭傷

痛風的症狀

毫無前兆，突如其來的劇痛……

「腳的大拇趾痛得好像被老虎鉗夾到一樣」、「傷口痛得好像被錐子刺到一樣」。這些都是經歷過痛風發作時那種劇痛的人說過的話。痛風這名稱源自於「光吹風就會痛」，或許並非誇大。

發作時的劇烈疼痛是怎麼開始？又會持續多久呢？我就以半夜發作的病例，讓大家瞭解具體的發病過程。第一次發作通常不會有任何前兆。所以，就寢時看不到任何症狀。到了半夜2點，覺得某隻腳的大拇趾怪怪，就醒了過來。疼痛隨著時間不斷增強，只是輕輕碰到棉被，腳趾就痛到受不了。一整液根本無法成眠，天亮後痛楚卻依舊如故。除了疼痛外，大拇趾還紅腫發燙，甚至還腫到連鞋子都沒辦法穿，痛到一步都走不了。

一般來說，開始發作的24小時後是最痛的時候，而且這疼痛會持續2～3天。之後，就會自然而然緩和下來，患部也會開始消腫。一週內劇痛會轉變為鈍痛，2週後，痛到沒辦法走路的那幾天就好像做夢一樣。這是因為攻擊尿酸的白血球也開始精疲力盡。

雖然痛楚消失，但這並不代表痛風已經痊癒。

痛風發作時的劇痛是突如其來的

❶ 就寢

是時候了……
痛風

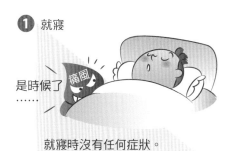

就寢時沒有任何症狀。

❷

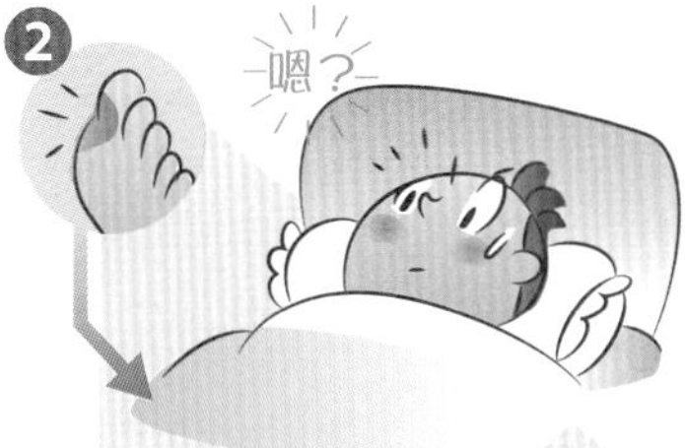

半夜兩點覺得某隻腳的大拇趾怪怪的……

❸ 「怪怪」的感覺轉變成「痛楚」，且越來越強烈。最後變成讓人無法忍受的「劇痛」！

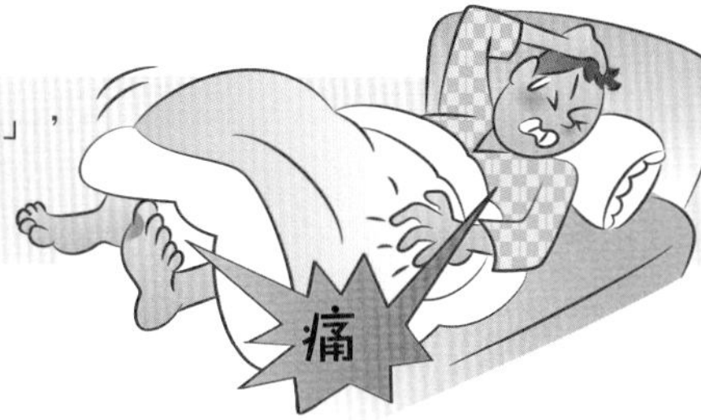

❹ 天亮依舊如故

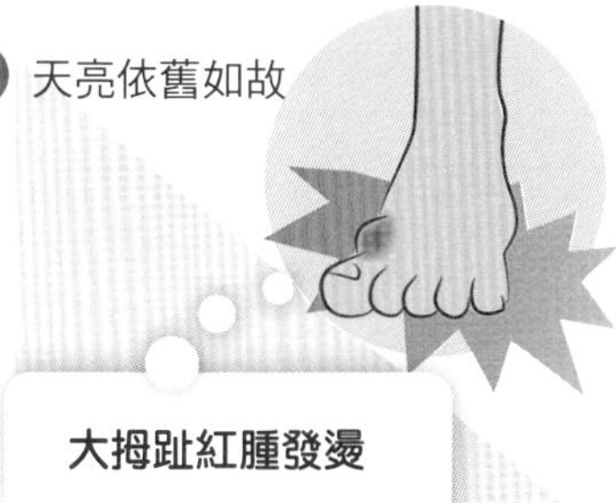

❺ 痛到沒辦法走路，腳趾也腫到沒辦法穿鞋！

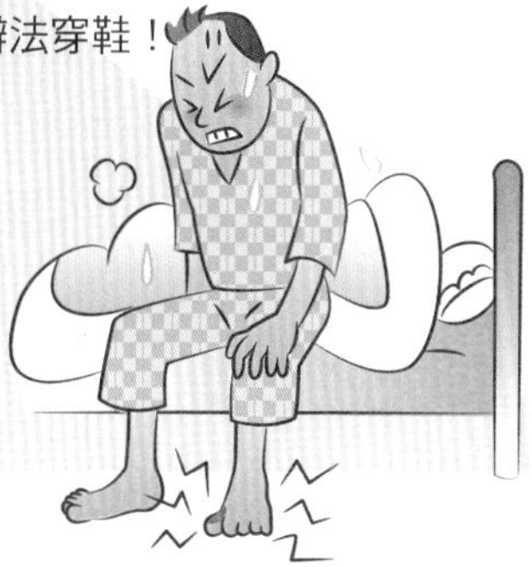

❻ 這劇痛會持續2、3天。一週內會從「劇痛」變成「鈍痛」。過了兩週，就一點感覺都沒有了。

之前痛成那樣好像假的喔……
痛風
呵呵呵，千萬別大意啊

接P81…

只要痛風發作時的痛楚與不適消失，就會讓人掉以輕心，認為「不去看醫生也沒關係」。但放著偏高的尿酸值不管，之後一定會持續發作。就算不覺得痛，病情也持續惡化中。

第一次到第二次發作的間隔時間，短則數月，長則可能高達數年。不過，就統計來說，最多是1～2年。

第二次發作可能跟第一次同一隻腳，也可能是另一隻腳的大拇趾。持續發作的同時，尿酸結晶也在全身上下的各個關節不斷堆積，甚至引起痛風。發作時間的間距也會越來越短。進入慢性痛風關節炎期後，就會陷入一個地方還沒好，另一個地方又發作的窘境，最後演變成全身上下都處於痛風發作的狀態。

進入慢性痛風關節炎期後，過剩的尿酸結晶也會沉積在全身各處的皮下組織，就是之前有提到過的痛風發作時，痛風結節會讓耳垂、手背腳背、腳踝、腳跟出現瘤狀物，小至幾mm大到幾cm都有。

痛風結節不會像痛風發作一樣出現關節炎，也沒有任何感覺。但手指等處的尿酸結節越變越大的話，會妨礙手指的動作。白泥狀（類似起司）的尿酸結晶也可能刺穿皮膚。

痛風結節也是顯示痛風症狀嚴重性的指標。透過治療降低尿酸值後，尿酸結節也會逐漸縮小消失。因此，最重要的就是在情況惡化前，要正確控制尿酸值。

就算疼痛消失，痛風依舊持續惡化

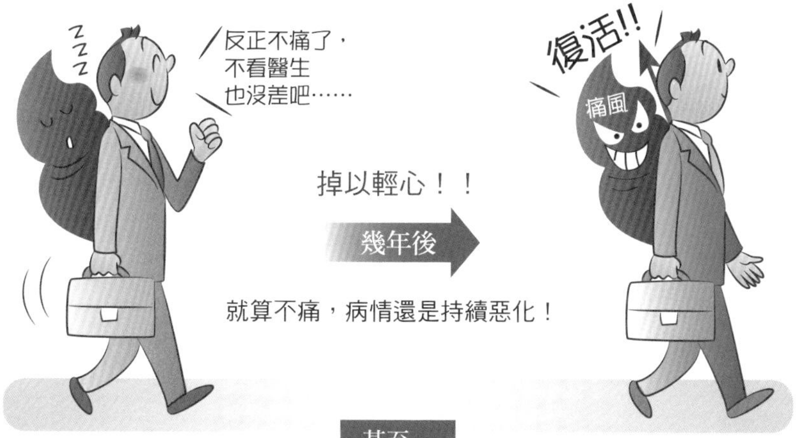
ZZZ
反正不痛了，
不看醫生
也沒差吧……
掉以輕心！！
幾年後
就算不痛，病情還是持續惡化！
復活!!
痛風

甚至…

出現痛風結節！

尿酸結晶堆積在全身上下關節，出現瘤狀物。

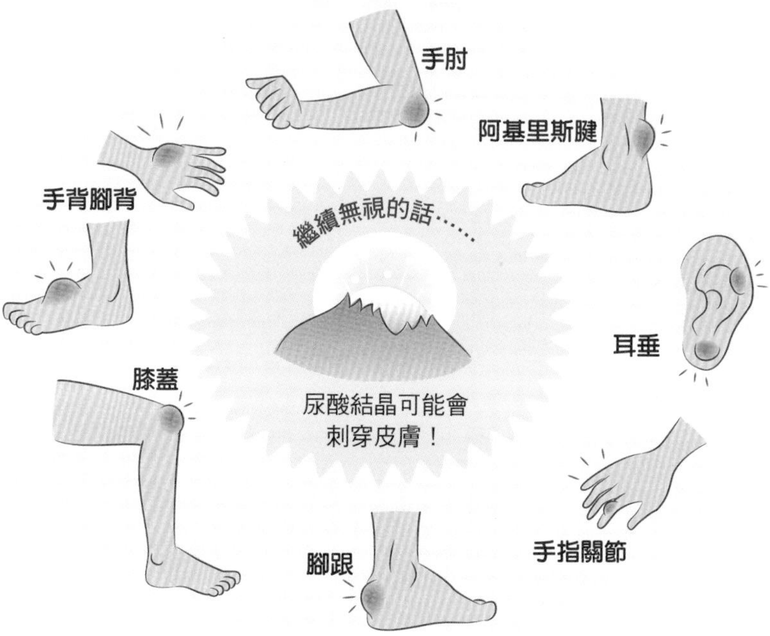
手肘
阿基里斯腱
手背腳背
繼續無視的話……
尿酸結晶可能會
刺穿皮膚！
耳垂
膝蓋
手指關節
腳跟

沒有任何症狀的無症狀高尿酸血症

高尿酸血症患者只要痛風發作過一次，就進入急性痛風發作期。反覆發作甚至出現痛風結節，就屬於慢性痛風關節炎期。但在這之前，千萬別忘了還有一個無症狀高尿酸血症期。即使尿酸值持續飆高，卻感覺不到疼痛等自覺症狀，就是所謂的無症狀高尿酸血症。直到第一次痛風發作的這段期間，就稱為無症狀高尿酸血症期。

至於無症狀高尿酸血症期會持續多久，則會根據每個人尿酸值而有所不同。其中也有人是「十幾年來都說我尿酸值偏高，但好險痛風都沒發作過」。這種人真的可以說得上是「幸運」嗎？

出現痛風發作與痛風結節這些顯著症狀時，就算沒什麼醫療常識應該也知道大事不妙，因而浮現「得去醫院接受治療」的念頭。但是，如果沒有這樣的自覺症狀，別說因此掉以輕心延遲治療了，說不定連尿酸值持續上升這件事都沒發現。

把尿酸值異常的情況丟在一旁好幾年都不管，最後一定會導致腎衰竭或大腦、心血管疾病等危急性命的嚴重併發症。就算沒有出現任何自覺症狀，但罹患併發症的風險卻持續升高。

會讓人錯過治療時機的無症狀高尿酸血症，其實比痛風更加危險。不要陷入痛風相關症狀的迷思，正確掌握尿酸值的變化並加以控制才是關鍵。

沒有症狀就不治療的觀念大錯特錯

痛風發作或出現痛風結節前的時期稱為
「無症狀高尿酸血症期」

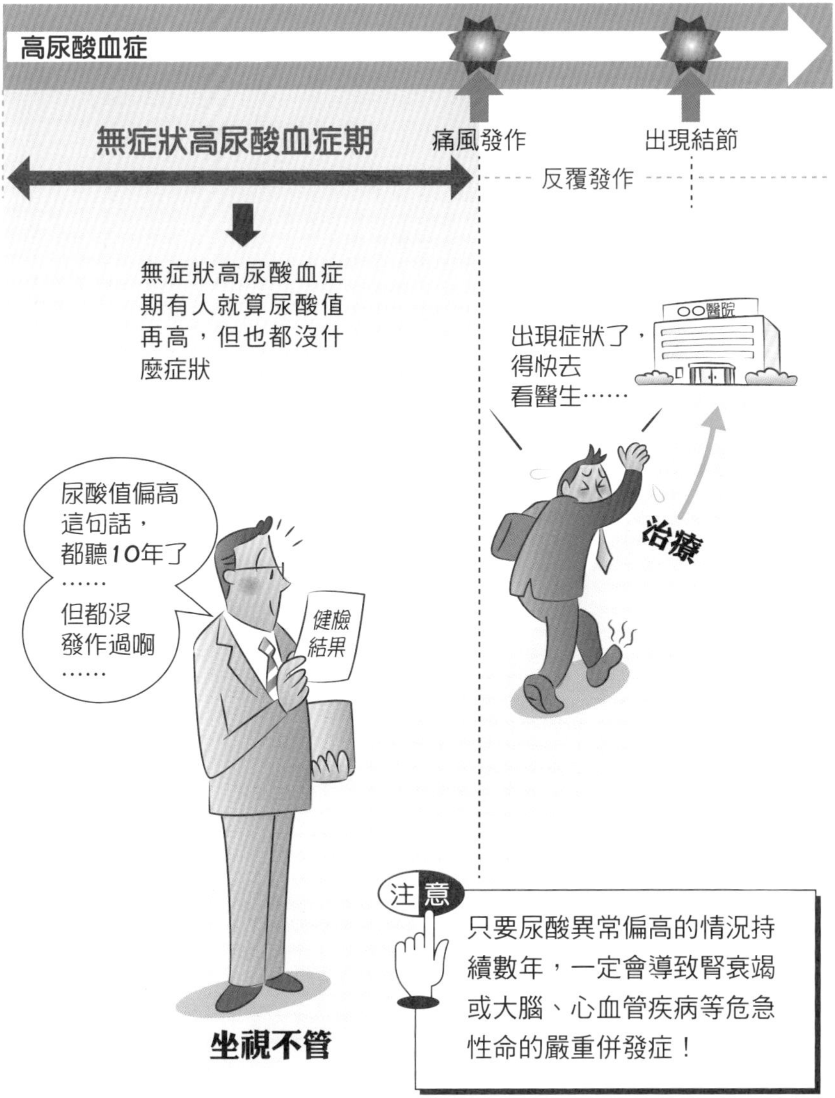

高尿酸血症
無症狀高尿酸血症期
痛風發作
出現結節
反覆發作
無症狀高尿酸血症期有人就算尿酸值再高，但也都沒什麼症狀
○○醫院
出現症狀了，得快去看醫生……
治療
尿酸值偏高這句話，都聽10年了……但都沒發作過啊……
健檢結果
坐視不管
注意
只要尿酸異常偏高的情況持續數年，一定會導致腎衰竭或大腦、心血管疾病等危急性命的嚴重併發症！

更年期女性與年輕人也可能是痛風高危險群

痛風患者原本就是以平均尿酸值高於女性的男性居多。又因為尿酸值偏高的情況持續數年後，才會造成痛風發作，所以大多數患者是中高年男性。

不過，這並不表示女性或20、30歲的年輕人就能掉以輕心。

正如第一章所說的，高尿酸血症、痛風患者約有99％是男性，女性只占1％。女性較少罹患高尿酸血症、痛風的原因就在於女性荷爾蒙。

尿酸值不易上升的關鍵，就在於女性荷爾蒙中的雌激素會促進尿酸的排泄。

可是，由於停經後女性荷爾蒙的分泌也會隨之減少，造成尿酸值出現逐漸上升的趨勢。只要超過7.0mg／dL就是所謂的高尿酸血症，罹患痛風的風險當然也會跟著增加。

認為自己不會得痛風的女性，因而常常忽略了尿酸值的重要。但停經後一定要多加留意尿酸值的變化。

另外，也有研究指出近年來痛風發作的年齡層逐漸下降。其原因包括以調理包、速食、超商便當為主的人數增加、飲酒年齡層的降低、運動不足、壓力等等。

不能仗著自己是女性或者還年輕就掉以輕心。痛風跟年齡、性別無關，只要尿酸值偏高就必須正確控制尿酸值。

痛風並不侷限於中年男性

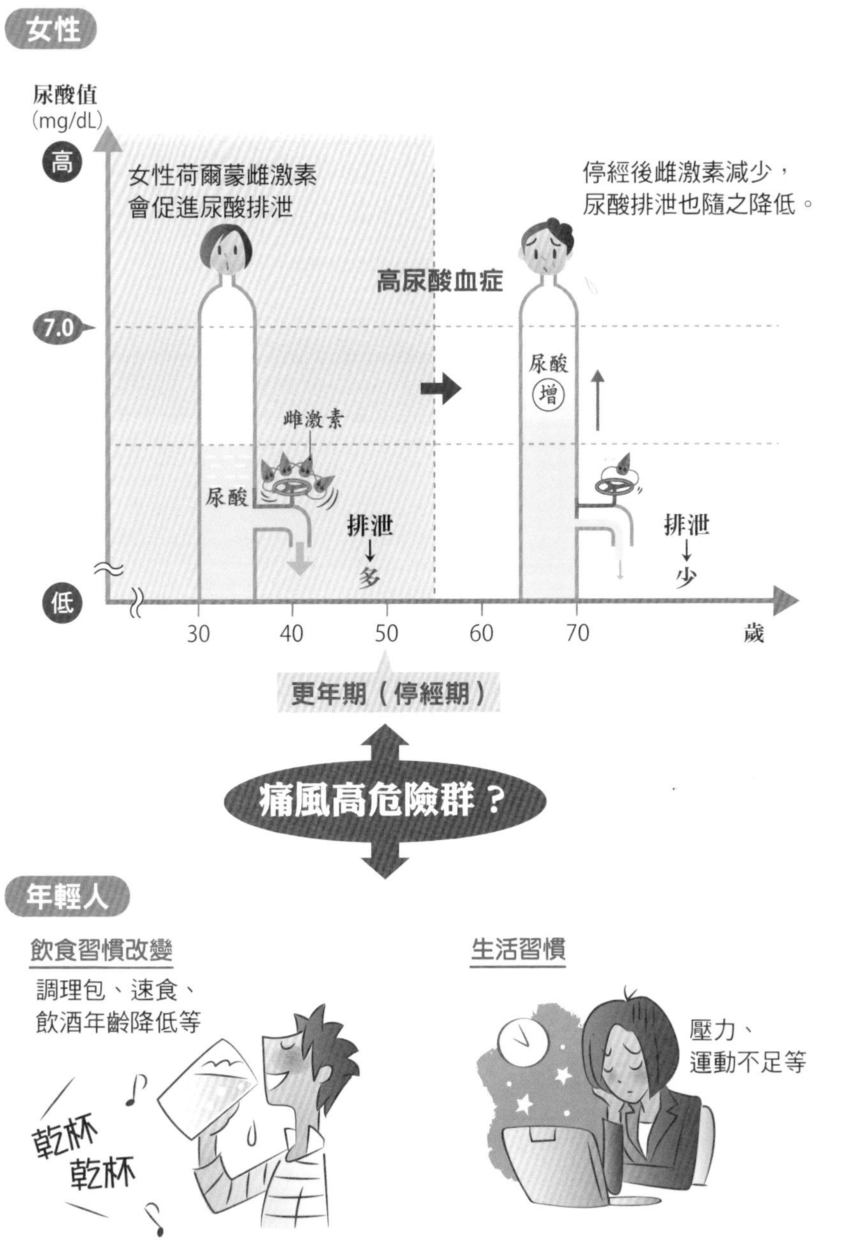
女性
尿酸值
(mg/dL)
高
7.0
低
女性荷爾蒙雌激素
會促進尿酸排泄
雌激素
尿酸
排泄
↓
多
高尿酸血症
停經後雌激素減少，
尿酸排泄也隨之降低。
尿酸
增
排泄
↓
少
30
40
50
60
70
歲
更年期（停經期）
痛風高危險群？
年輕人
飲食習慣改變
調理包、速食、
飲酒年齡降低等
乾杯
乾杯
生活習慣
壓力、
運動不足等

發作時該如何因應

要先抬高患部並加以冷敷

痛風發作時，最好是儘早就醫。但若是在半夜或淩晨發作時，也只能自己先做一些緊急處理。因此，接下來將介紹此時處理的重點。

雖然已是老生常談了，但痛風總是來得很突然。第一次發作時，可能會因為不知道發生什麼事而手足無措。第一次發作多半是雙腳大拇趾根關節。通常只有一個地方，只有進入慢性期後才會有複數關節同時感到疼痛的情況發生。若想不到其它受傷、化膿、撞傷等會造成劇痛的原因，就幾乎可以確定是痛風了。

痛風發作時，患部會發炎。第一步要做的就是冰敷發燙的患部。患部越燙，冰敷的效果就越好。冰敷時可使用冰水或保冷劑。但由於痛風就是連吹風也會痛，所以將裝了冰水的塑膠袋或保冷劑放在紅腫的患部上，說不定會造成反效果。因此，我推薦大家可以使用＊退熱貼。如果家裡有退熱貼的話，可以貼在患部上，不涼了就換新的。

而將患部抬高至高於心臟的位置再加以冷卻的效果會更好。仰睡的話，可以多墊幾個枕頭或坐墊，把腳放上去。

用語解說 退熱貼　含有薄荷醇、水楊酸甲酯、薄荷油等具有降溫效果的貼布。多半用在因疾病所導致的紅腫、發燒或感到疼痛時。

痛風發作——緊急處理的重點

痛風總是來得讓人措手不及。為了不在發作時手足無措，適當的緊急處理是很重要的。

雙腳大拇趾關節發作時

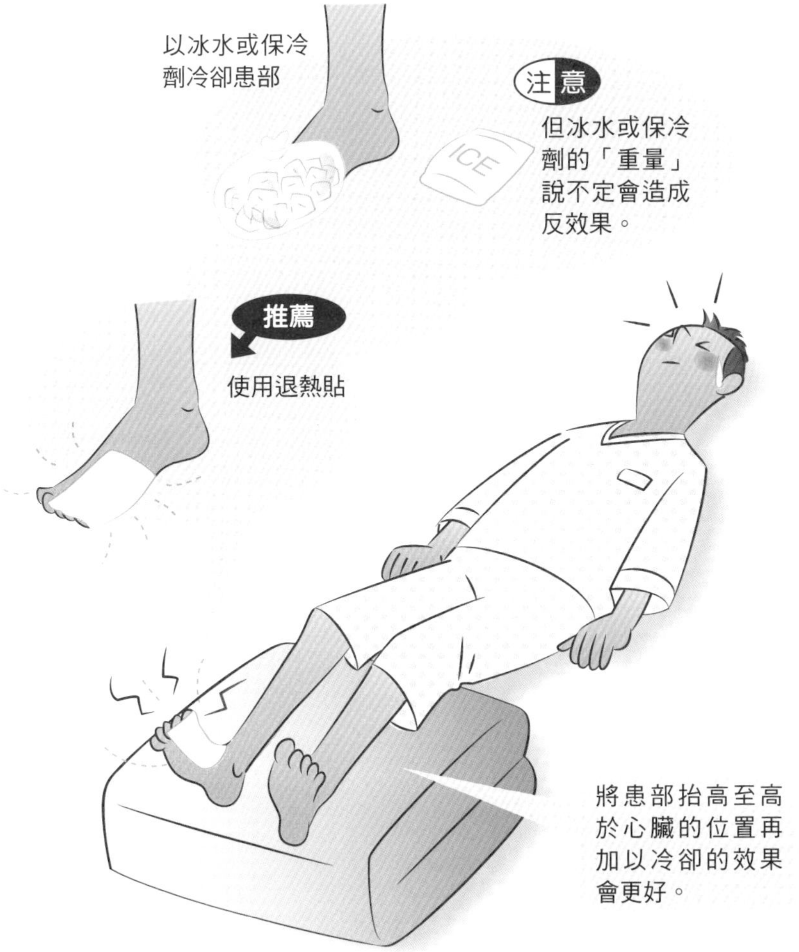

以冰水或保冷劑冷卻患部

注意：但冰水或保冷劑的「重量」說不定會造成反效果。

推薦：使用退熱貼

將患部抬高至高於心臟的位置再加以冷卻的效果會更好。

發作時盡量不要亂動

發作時最重要的就是保持安靜，千萬別忍痛四處趴趴走。度過疼痛高峰期前，盡可能請假在家休息。除了吃飯、上廁所之後，就不要亂動。像上廁所這種逼不得已的情況，就盡量不要對患部施力，輕輕走就可以了。

也不能因為疼痛就按摩患部，或是想泡澡暖暖身子。這樣只會促進患部的血液循環，加重發炎症狀，讓疼痛更加劇烈。

若主治醫生有開止痛藥的話，就依指示服用。市售止痛藥對痛起來要人命的痛風可能沒什麼太大的效果，但還是能稍微減緩疼痛。這時候多半會使用非類固醇類止痛藥的「洛索洛芬鈉〔**loxoprofen sodium**〕（商品名稱：Loxonin S 等）」或「布洛芬〔**Ibuprofen**〕（商品名稱：Eve A 錠等）」。

不過，有些止痛藥並不適合用在此時，包括一部分的「百服寧（Bufferin）」或「快呂霖散（Kerorin）」等＊**乙醯水楊酸**（阿斯匹靈）類的藥物都會導致痛風惡化、延後康復時間。

服用止痛藥時，還有一件事要特別留意。千萬不要因為覺得吃了藥還是很痛，就擅自增加分量或一天吃好幾次。過量不但無效，甚至還可以引發胃痛等強烈副作用。

有些人也想藉喝酒來減緩疼痛，但這只會造成反效果。酒精也會造成惡化，所以發作時應全面禁酒。

用語解說　乙醯水楊酸（阿斯匹靈）類　因能抑制造成發炎的前列腺素，故用來減緩疼痛與發炎的藥物之一。

發作時─最重要的就是不要亂動─

度過最痛的那段時間前盡量「不要亂動」。
首先……

盡可能請假在家休息

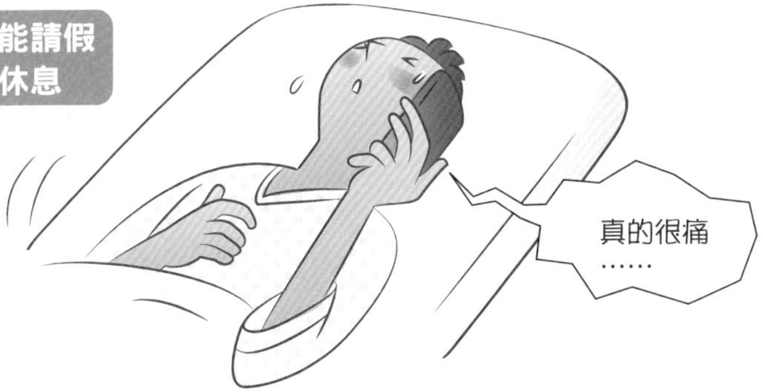
真的很痛
……

此外…

發作時的注意事項

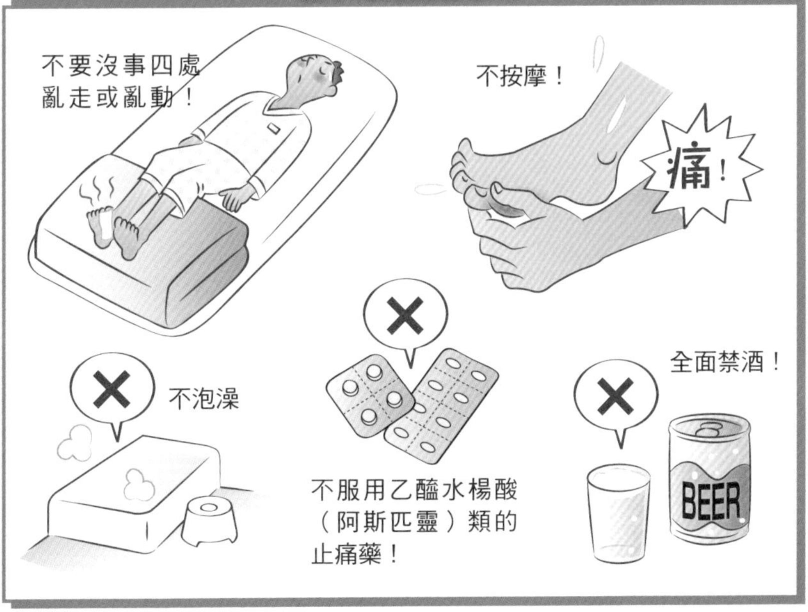
不要沒事四處
亂走或亂動！
不按摩！
痛！
不泡澡
不服用乙醯水楊酸
（阿斯匹靈）類的
止痛藥！
全面禁酒！
BEER

容易與痛風混淆的疾病

讓關節感到疼痛的疾病五花八門

某天雙腳大拇趾關節突然紅腫疼痛……。有人可能會覺得這就是痛風。但其實有些疾病也會造成相同的症狀。單憑這些症狀，可能就連專業醫生也會誤判。為了進行最適當的治療，就必須清楚分辨罹患的是痛風或其它疾病。痛風有以下症狀。

- 九成以上的患者是男性。
- 發生在膝蓋以下的下肢，特別是雙腳大拇趾根關節。
- 會痛的關節只有一個地方。
- 某天突然痛到受不了。
- 2週後，疼痛就會消失得無影無蹤。

雖然這些都是分辨是否為痛風的特徵，但也有例外。抱持著「我是女的，所以應該不是痛風」、「痛的是上肢關節，所以不是痛風」之類的想法是很危險的。就算症狀與痛風類似，也有可能是其它疾病。因此，治療與療養方式也會有所不同。若出現疑似症狀時，一定要到醫院接受詳細檢查。現在的檢測儀器與診斷技術也日新月異，因此專業醫生也能做出最正確的判斷。

判斷是否為痛風的關鍵

有些疾病的症狀與痛風相似

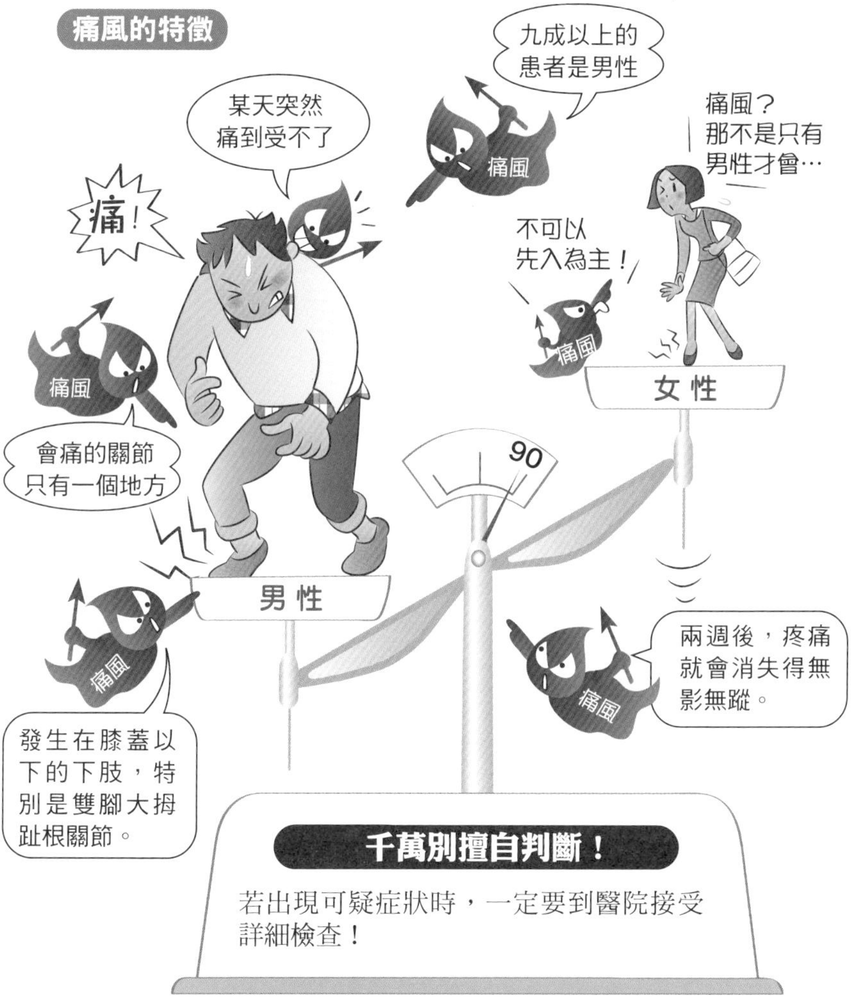
痛風的特徵
某天突然
痛到受不了
痛！
九成以上的
患者是男性
痛風
痛風？
那不是只有
男性才會…
不可以
先入為主！
痛風
女性
痛風
會痛的關節
只有一個地方
90
男性
痛風
兩週後，疼痛
就會消失得無
影無蹤。
痛風
發生在膝蓋以
下的下肢，特
別是雙腳大拇
趾根關節。
千萬別擅自判斷！
若出現可疑症狀時，一定要到醫院接受
詳細檢查！

類風濕關節炎、退化性關節炎

◎類風濕關節炎

類風濕關節炎是*膠原病的一種，跟痛風一樣是關節發炎的疾病。痛風的關節炎導因於尿酸結晶，類風濕關節炎的原因則尚未釐清。類風濕關節炎的男女比例為1：4，好發於女性。疼痛以手指、手腕、手肘、肩膀等上肢居多，且都是複數以上關節同時或依序感到疼痛。類風濕關節炎發作時的疼痛經常是左右對稱，痛風則並非如此。

類風濕關節炎的疼痛絕非突如其來更不會消失，而是逐漸擴及全身。隨著病情的惡化，關節會出現變形並遭到破壞，因此一定要及早發現及早治療。

◎退化性關節炎

退化性關節炎是關節變形引起發炎的疾病。關節裡負責緩衝的軟骨，會隨著年齡的增長逐漸磨損。再加上體重的負擔，會使骨頭跟骨頭直接接觸產生變形。變形主要發生在膝關節、股關節、手指關節等處，最常見的就是膝關節。與痛風發作時的部位大同小異，因此常會被搞混。

退化性關節炎發作時的疼痛感，沒有痛風那麼強烈。只要稍微休息一下，疼痛與腫脹就會減緩。痛風的疼痛兩周就會消失，但退化性關節炎卻不會自然痊癒。

只要一動關節就會痛。疼痛會隨著關節變形日趨強烈。

用語解說　膠原病　自體免疫系統攻擊自己的身體，造成全身上下的皮膚、血管、肌肉、關節等部位發炎的疾病總稱。

容易與痛風混淆的疾病①

類風濕關節炎

男女比例為1：4，好發於女性

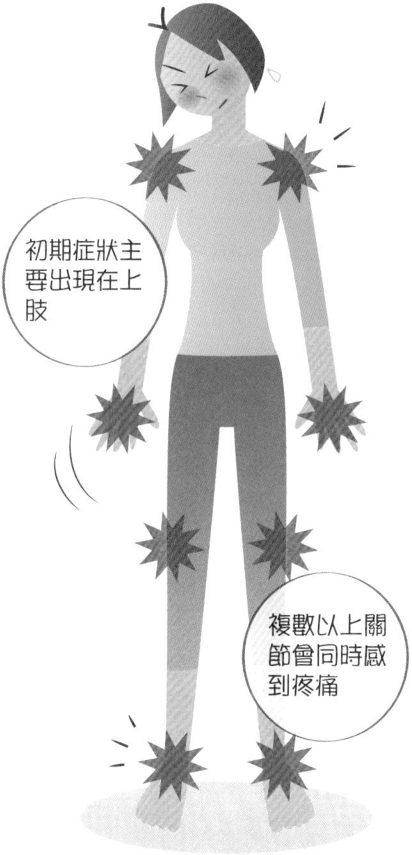

有別於痛風，類風濕關節炎的疼痛會逐漸擴及全身，身體多處關節會長期感到悶痛

退化性關節炎

關節變形引起

正常的膝關節

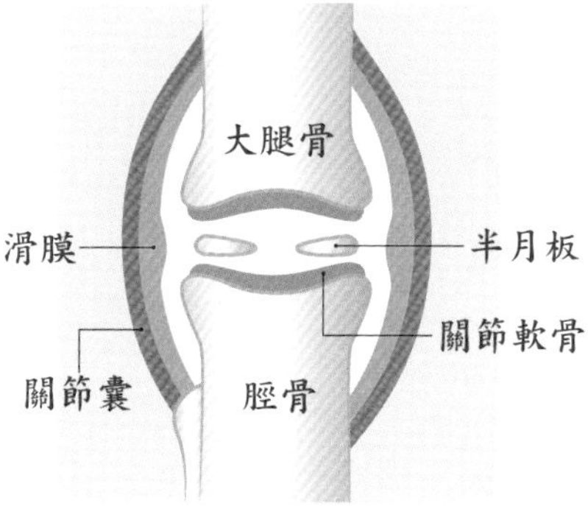

變形的膝關節

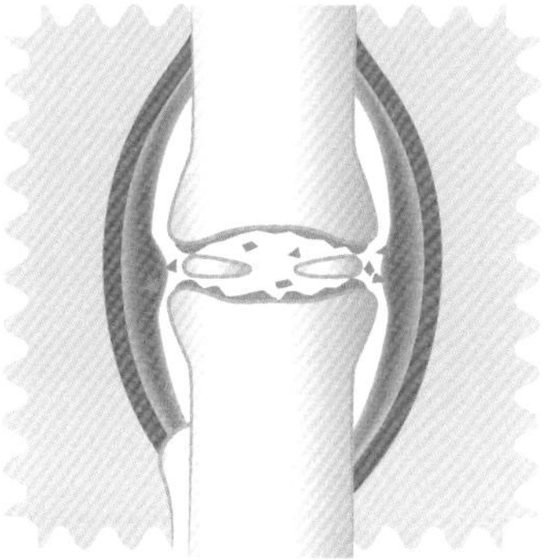

軟骨會隨著年齡的增長或肥胖而逐漸磨損，使關節變形產生疼痛。滑膜可能也會產生發炎。

◎假性痛風

假性痛風正如其名，是某天關節突然腫脹到讓人痛不欲生的疾病。症狀與痛風極為相似，但相較於痛風以雙腳大拇趾根為主，假性痛風則好發於膝關節。而假性痛風以高齡者居多，男女比例也相差不遠。

罹患假性痛風的經緯也與痛風極為類似。痛風關節炎源自於尿酸鈉結晶，假性痛風則是因為沉積在關節的＊**焦磷酸鈣**結晶沉積在關節軟骨裡而引起發炎。不過，焦磷酸鈣沉積在關節的原因，目前尚未釐清。至於是罹患痛風亦或者是假性痛風，只要檢查關節液即可確認。

◎化膿性關節炎

化膿性關節炎是葡萄球菌、結核菌或大腸菌等細菌跑進關節造成關節化膿的疾病。因化膿而發炎的關節會出現劇痛、紅腫與發熱。當發生在腳拇趾根、腳踝、膝關節時，就很難正確判斷是何種疾病。雖然採取關節液檢查是否含有細菌就能確診，但要注意的就是接受檢查前進行緊急處理時所使用的藥物。痛風嚴重時可服用具消炎止痛效果的類固醇藥物。但若是化膿性關節炎，使用此類藥物反而會造成感染或讓病情更加惡化。

就醫時要清楚說明疼痛的情況、發作前的詳細情形與是否罹患高尿酸血症等。

用語解說

焦磷酸鈣　代謝產物之一的焦磷酸濃度上升，在軟骨內部與鈣相互結合的產物。好發於高齡者。

容易與痛風混淆的疾病②

假性痛風

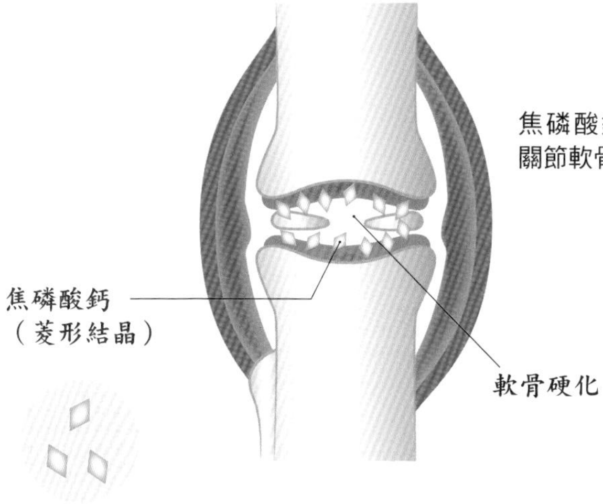

焦磷酸鈣結晶堆積在關節軟骨造成發炎

化膿性關節炎

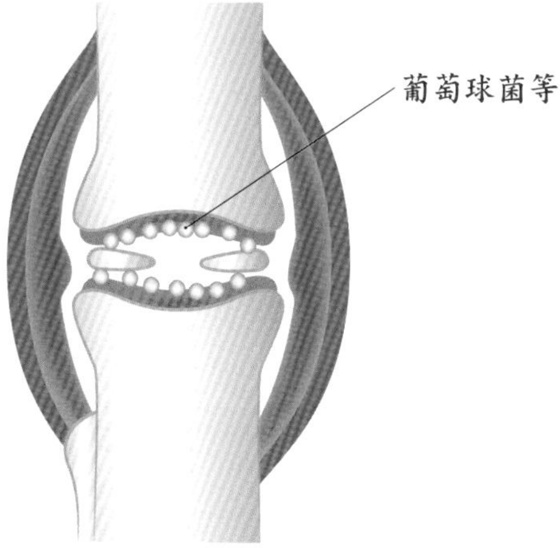

黃色葡萄球菌、結核菌或大腸菌等細菌跑進關節裡引起發炎，造成劇烈疼痛。

◎拇趾外翻

拇趾外翻也會造成雙腳大拇趾腫脹疼痛，因此常被誤認為是痛風。但拇趾外翻其實是雙腳大拇趾外側腫脹變形，造成大拇趾朝小拇趾方向彎曲。因患部表面會發亮紅腫、發熱，看起來與痛風極為類似。

但拇趾外翻以長期穿著高跟鞋或不合腳鞋子的女性居多，尿酸值也不會有任何變化。

以上介紹了五種與痛風極為相似的疾病，但專業判斷還是要交給醫生。無論是痛風發作或在意本身尿酸值的人，首要任務就是到醫院接受檢查。

下一章則將詳細解說高尿酸血症＆痛風的診斷、檢查與最新治療方式。

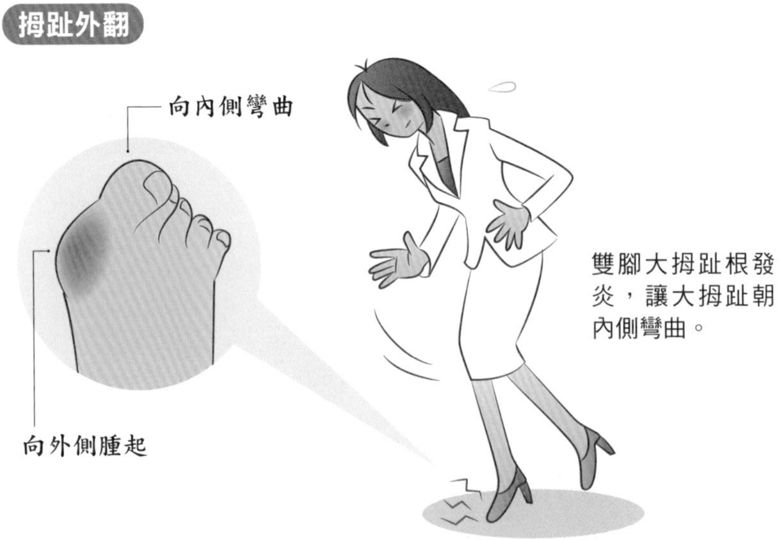
拇趾外翻
向內側彎曲
向外側腫起
雙腳大拇趾根發炎，讓大拇趾朝內側彎曲。

第4章

高尿酸血症、痛風的診斷與治療

相較於以減輕疼痛為目的的痛風治療，高尿酸血症治療的目的在於控制尿酸值，預防痛風發作及其併發症。

本章將介紹治療時所需的診斷、檢查與藥物治療。

高尿酸血症的診斷與治療方式

治療重點在改變生活習慣與藥物治療

不問性別年齡，只要尿酸值超過7.0mg／dL就會被診斷為高尿酸血症。若罹患高尿酸血症，就必須展開控制尿酸值的相關治療。為了能持之以恆地接受治療，患者必須正確瞭解控制尿酸值的目的。就算被診斷為高尿酸血症，如果只是尿酸值偏高並不會出現顯著的自覺症狀。但只要一超過7.0mg／dL，無法完全溶於血中的尿酸就會變成結晶。尿酸結晶不僅是造成痛風的原因，更會沉積在腎臟或尿路造成腎功能障礙或尿路結石。

高尿酸血症患者也容易併發糖尿病、高血壓或高血脂症等生活習慣病。若無視偏高的尿酸值，甚至會造成動脈硬化，提高罹患大腦、心血管疾病的風險。

如果想防範於未然，不讓痛風引發更嚴重的併發症，將尿酸值控制在正常範圍內是非常重要的。至於要怎麼控制尿酸值呢？第一是改變生活習慣，第二則是藥物治療。或許有人認為高尿酸血症的治療只有吃降尿酸藥的選項。但首先還是要以改變生活習慣，讓尿酸值降到正常範圍內為目標。不過，對已經發作過一次的人來說，光靠改變生活習慣可能無法順利讓尿酸值下降，這時候就要配合藥物治療雙管齊下。

不想讓痛風發作，就要控制尿酸值！

尿酸值超過7.0mg/dL就會被診斷為「高尿酸血症」。
丟著不管的話……

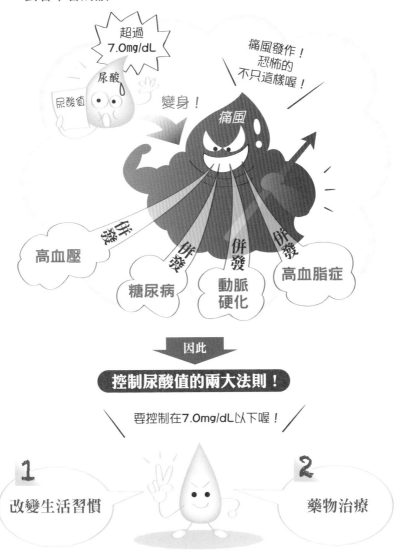

高尿酸血症的治療過程中，何時需要進行藥物治療呢？在此將介紹其判斷基準。

比方說，健康檢查時發現尿酸值偏高，如果只是稍微高出一點的話，一般都會從改變生活習慣開始著手。項目則包括重新檢視造成高尿酸血症的飲食及運動習慣、壓力來源，並設法預防、改善肥胖。藉此來預防、改善糖尿病、高血壓或高血脂症等併發症以及代謝症候群。

不過，就算生活習慣有所改變，但是會發生尿酸值降不下來的情況。另外，也有可能是被診斷出罹患高尿酸血症時，尿酸值已嚴重超標。因此，展開藥物治療的基準就是尿酸值高於8.0mg／dL。

尿酸值一超過8.0mg／dL，痛風隨時都可能會發作。尿酸值持續高於8.0mg／dL，且有可能併發糖尿病、高血壓、高血脂症、腎功能障礙、尿路結石等疾病時，就必須立刻進行藥物治療。

尿酸值超過9.0mg／dL時，痛風發作的風險相當高。因此，無論是否出現併發症，都必須立刻進行藥物治療。

可是，痛風發作過一次後，展開藥物治療的基準就會有所改變。痛風發作或出現痛風結節，都表示體內的尿酸結晶已經累積到一定程度。這樣下去的話，極有可能會持續發作。因此，就算尿酸值低於8.0mg／dL，也必須改變生活習慣與藥物治療雙管齊下。

高尿酸血症的治療方針

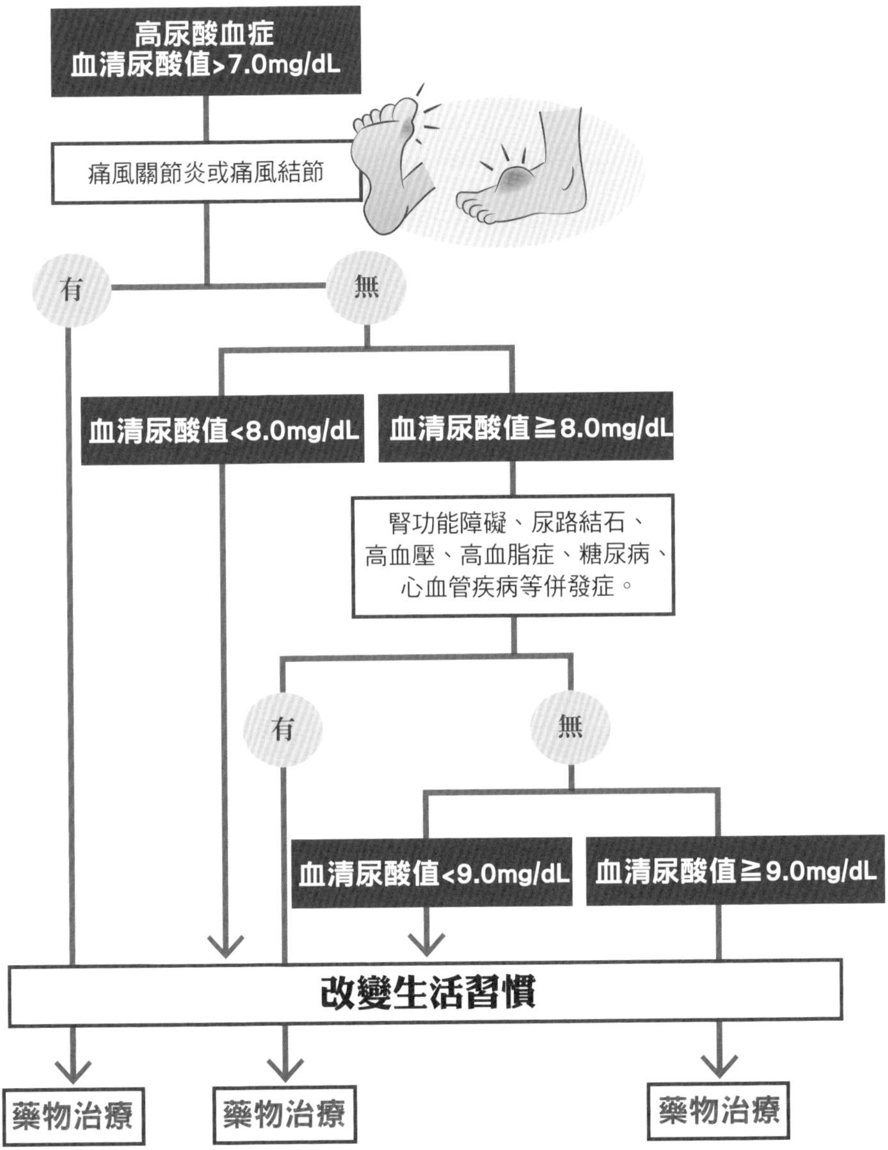

※摘錄自《高尿酸血症、痛風治療指南手冊第二版》（暫譯，日本痛風、核酸代謝學會）

發作時立即就醫！

就算疼痛減緩也不能丟著不管！

高尿酸血症治療的目的在於控制尿酸值，預防痛風發作與其它併發症。所以，首先要從改變生活習慣開始，若遲遲未見成效，則要開始進行藥物治療。

不過，如果痛風突然發作，儘速進行減緩劇痛與發炎症狀等相關治療，會比控制尿酸值的長期治療來得重要。

那麼，突然發作時要看哪一科呢？

一般來說應該要掛「骨科」或「內科」。內科裡也有專治痛風的「風濕科」、「內分泌代謝科」、「腎臟內科」等。健康檢查診斷出高尿酸血症時，多半會到內科的內分泌代謝科。由於痛風是因為關節發炎，骨科也有專業醫生。突然發作時，不必分骨科或內科，只要到離自己最近的醫療院所就醫即可。痛風的劇烈疼痛會在發作後2～3天達到最高峰，1、2周後就會消失得無影無蹤。但千萬別因疼痛消失就放棄就醫或中斷治療，這樣總有一天會導致痛風反覆發作。即便疼痛消失，尿酸仍然會在體內不斷累積。為了不讓各式併發症更加惡化，請務必遵從醫生指示，持續進行控制尿酸值的相關治療。

痛風發作！該看哪一科？

突然發作時

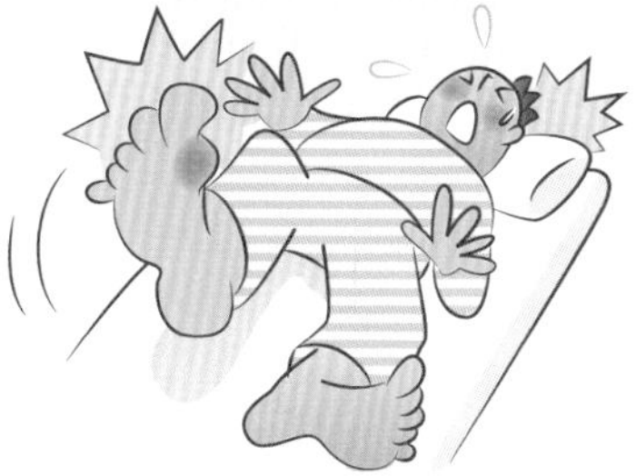

健檢時發現
罹患高尿酸血症時

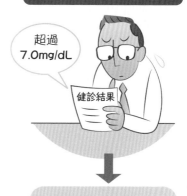

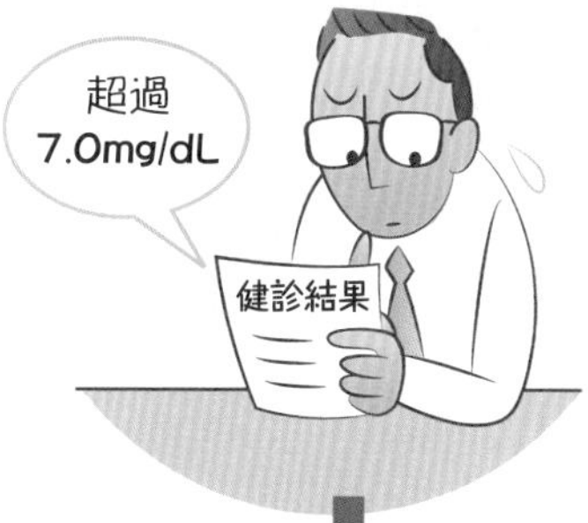

一般來說應該要掛「骨科」或「內科」。內科裡也有專門治療痛風的「風濕科」、「內分泌代謝科」、「腎臟內科」等。

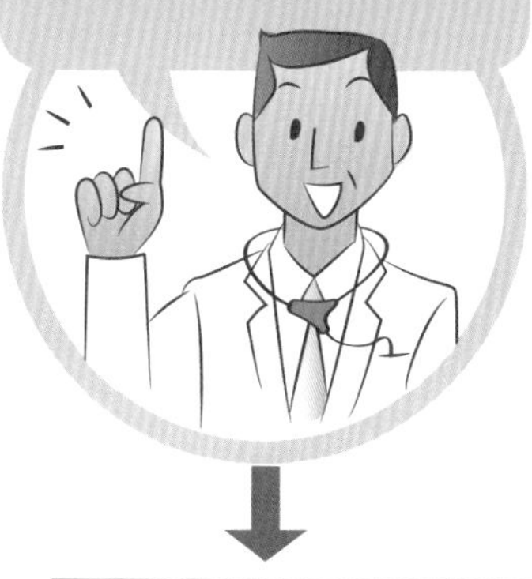

多半會到內科的內分泌代謝科，不過，骨科也可以喔！

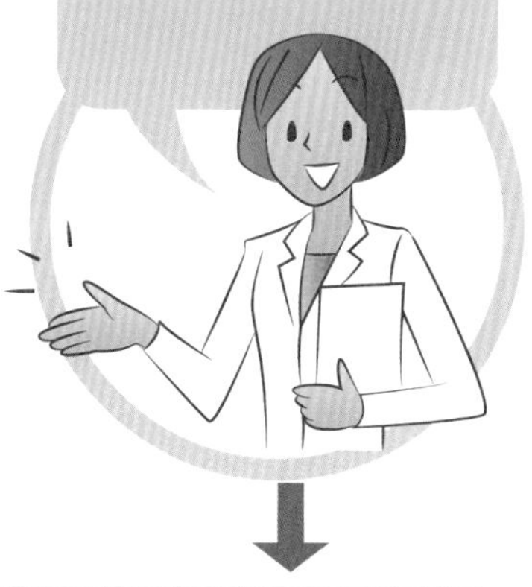

為了不讓各式併發症更加惡化，請務必遵從醫生指示，持續進行控制尿酸值的相關治療。

因為疼痛消失就中斷治療是很危險的！

痛風的診斷標準

清楚區隔痛風與其它疾病

痛風多半是從雙腳大拇趾根的關節開始，但也有許多疾病會出現類似症狀。因此，在診斷是否罹患痛風時，清楚與其它疾病做出區隔就變得很重要。

最常用的就是一九七七年美國風濕協會（ＡＲＡ）所提出的診斷標準（請參考左方表格）。其目的為「避免漏看痛風跡象」與「避免誤診為痛風以外的疾病」，至今仍具有十足公信力。

只要符合左頁基準表裡A的「關節液內含有尿酸鈉鹽結晶」或B的「痛風結節證明」其中一項，就會被診斷為痛風。但若要確認A項，就必須在發作時拿針筒刺入患部抽取關節液。這會造成患者極大的痛苦，且要採取腳趾這些小關節的關節液也有一定的難度。因此，實際上很少進行這項檢查。另一方面，並非所有患者都會出現B的痛風結節，特別是第一次發作的人根本就看不太到此一症狀。

因此，最常使用的基準就變成了左表的C。可經由問診、診察、血液檢查等方式確認的11種項目中，只要符合6項以上就可診斷為痛風。確診後為制訂今後的治療方針，就必須確認痛風和高尿酸血症的症狀，並確認是否出現相關併發症。

診斷是否為痛風的標準

◇痛風診斷標準（美國風濕協會）◇

A	關節液內含有尿酸鈉鹽結晶
B	痛風結節證明（透過化學方式或偏光顯微鏡檢查，來證實尿酸鈉鹽結晶的存在）

下列11種項目中符合6項以上

C	1	痛風發作過2次以上
	2	24小時內發炎情況達到最高峰
	3	出現症狀的只有一個地方（單關節炎）
	4	關節紅腫
	5	雙腳大拇趾根疼痛腫脹
	6	單側腳大拇趾根發生病變
	7	單側腳踝發生病變
	8	痛風結節（確認或疑似）
	9	高尿酸血症
	10	X光呈現非對稱性的關節腫脹
	11	發作後完全消退

只要符合A、B其中1項或C的6項以上症狀就是痛風！

治療前的詳細檢查

確認痛風病狀的相關檢查

疑似罹患痛風時，為了確診並調查詳細病狀，會進行下列檢查。

- **血液檢查：**檢查血中尿素氮（BUN）和＊血清肌酸酐等老舊廢物。腎功能降低，這些老舊廢物的數量就會增加。
- **尿液檢查：**檢查尿液時，若腎功能降低就會出現尿蛋白。痛風或代謝症候群患者的尿液較易偏酸性。酸性值越高，會讓尿酸越難溶於尿液中。因此，只要調查尿液的pH值就能得知出現尿路結石的風險。另外，檢查血尿的潛血反應呈陽性的話，就有罹患腎結石、尿路結石的可能性。檢查尿中固體物質的尿沉渣檢查，則能發現尿液中的尿酸結晶。
- **超音波檢查：**藉由超音波檢測體內有無沉積尿酸結晶，最近也能測出是否沉積在關節裡。除此之外，還能檢測腎臟內是否出現結石。
- **X光檢查：**拍攝痛風患處的X光片，檢測關節部骨頭是否出現變形。
- **病型分類檢查：**治療腎臟排泄尿酸不足型與尿酸合成過多型兩種高尿酸血症的藥物有所不同。所以，必須進行「尿液中尿酸排泄量檢查」與「尿酸廓清率」兩種檢查來釐清患者屬於何種類型。

用語解說　血清肌酸酐　被肌肉視為能量來源的蛋白質經分解、代謝後所產生的老舊廢物。腎功能降低時，血液中的血清肌酸酐就會增加。

痛風檢查

「腎功能降低以及是否出現尿路結石」的檢查

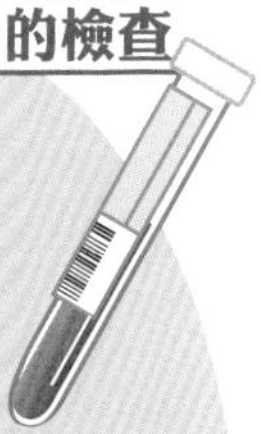

血液檢查

- BUN
- 血清肌酸酐

尿液檢查

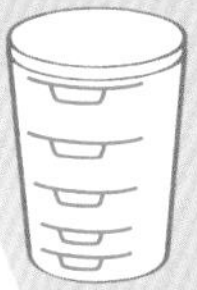

- 尿蛋白
- 尿液pH值（酸性度）
- 潛血反應
- 尿沉渣

超音波檢查

「關節是否變形」的檢查

X光檢查

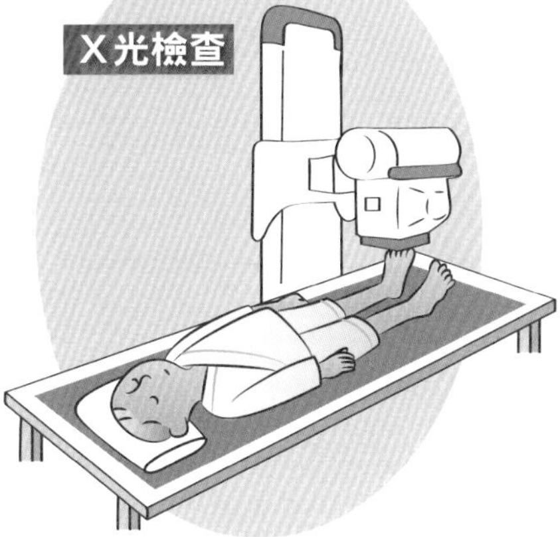

調查「高尿酸血症病型」的檢查

尿液中尿酸排泄量檢查

檢測尿中尿酸的檢查。有包括調查一天尿液的「24小時檢測法」，但最常見的還是採取60分鐘內的尿液所進行的「60分鐘檢測法」。60分鐘法會檢測尿中血清肌酸酐。過程中也會抽血檢測血中的尿酸與血清肌酸酐。

尿酸廓清率

廓清率指的是排泄能力。透過60分鐘檢測法所取得的尿量、尿酸濃度與血清肌酸酐濃度來計算其排泄量。

根據尿中尿酸排泄量與尿酸血清肌酸酐所做的分類

類型	尿液中尿酸排泄量（mg/kg/時）		尿酸血清肌酸酐（mL/分）
尿酸合成過多型	>0.51	及	≧7.3
腎臟尿酸排泄不足型	<0.48	或	<7.3
混合型	>0.51	及	<7.3

※摘錄自《高尿酸血症、痛風治療指南手冊第二版》（暫譯，日本痛風、核酸代謝學會）

確認有無併發症的相關檢查

高尿酸血症、痛風患者容易併發高血壓、糖尿病或高血脂症等疾病。這些疾病會相互影響造成彼此惡化，導致動脈硬化甚至引發大腦、心血管疾病。

出現併發症時也必須進行相關治療，因此要檢查是否有其它併發症。

- **高血壓**：若血壓檢測結果疑似高血壓時，就必須視情況進行釐清病因與嚴重性的精密檢查。
- **糖尿病**：以血液檢查來檢測空腹血糖值與＊HbA1c（糖化血紅素）數值。
- **高血脂症**：以血液檢查來檢測血液中的中性脂肪、LDL（低密度脂蛋白）膽固醇、HDL（高密度脂蛋白）膽固醇數值。
- **肝臟疾病**：以血液檢查來檢測γ－GTP、AST（GOT）、ALT（GPT）、血清白蛋白、總蛋白質等的數值。或是透過腹部超音波檢查來檢測是否罹患脂肪肝。
- **心電圖**、**心臟超音波檢查**：檢測心臟功能以及是否出現心律不整。
- **眼底檢查**：直接觀察眼底血管狀態的檢查。因眼底血管會反應全身血管的健康狀況，可藉此得知動脈硬化的惡化程度。
- **CT、MRI檢查**：疑似出現大腦血管病變時，會進行CT、MRI檢查。

用語解說　HbA1c　糖化血紅素。血紅素是血液中的紅血球擁有的蛋白質之一，跟葡萄糖結合後就會形成HbA1c。

檢測是否有其它併發症的相關檢查

高血壓

測量血壓。必要時也會進行精密檢查。

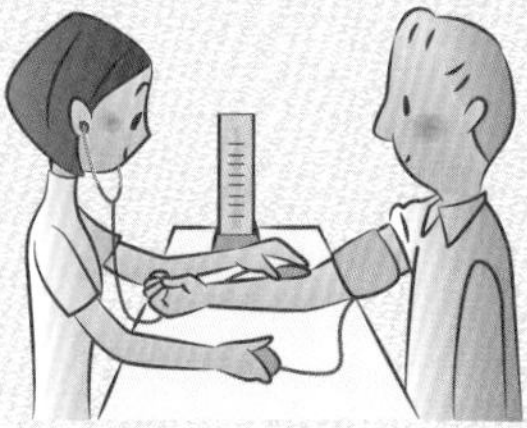

糖尿病

以血液檢查來檢測空腹血糖值與HbA1c（糖化血紅素）數值。

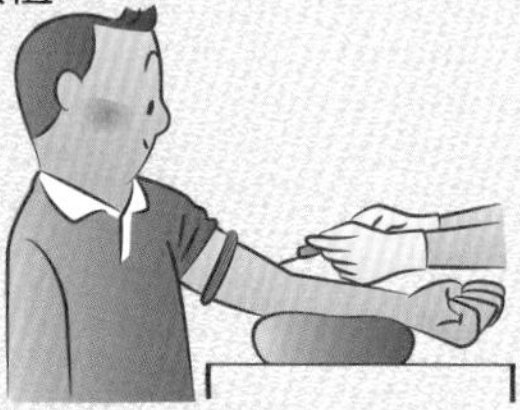

肝臟疾病

檢測γ-GTP、AST(GOT)、ALT(GPT)、血清白蛋白、總蛋白質等的數值，或透過腹部超音波檢查來檢測是否罹患脂肪肝。

高血脂症

檢測血液中的中性脂肪、LDL（低密度脂蛋白）膽固醇、HDL（高密度脂蛋白）膽固醇數值。

心電圖、心臟超音波檢查

檢測心臟功能或是否出現心律不整。

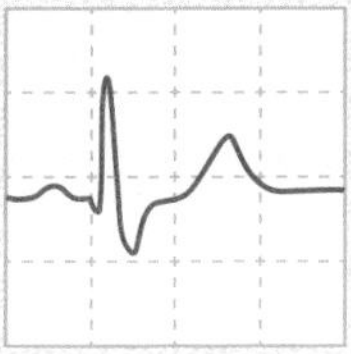

CT、MRI檢查

疑似出現大腦血管病變時，會進行CT、MRI檢查。

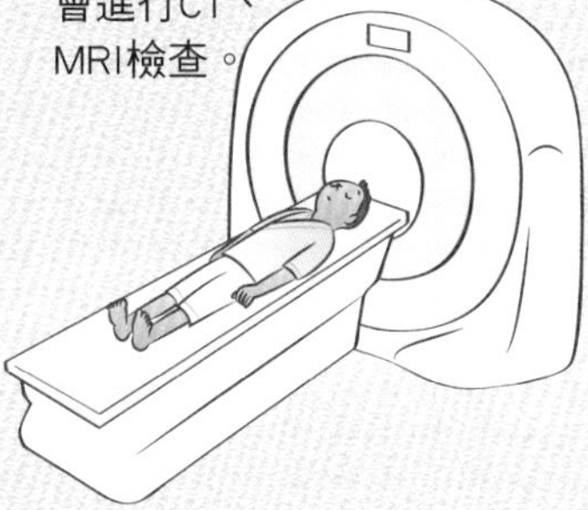

眼底檢查

觀察眼底血管狀態，藉此得知動脈硬化的惡化程度。

痛風的治療是一輩子的

治療流程

痛風發作時只要服用減緩疼痛的藥物就能有所改善。不過，這並不表示痛風的治療就此告一段落。控制尿酸值的相關治療，是從疼痛消失後才正式開始的。痛風的治療可以分為三階段。

第一階段是減緩發作時劇烈疼痛的「痛風發作的急性治療」。此階段以藥物治療為主，可分為痛風發作用藥（請參考112頁）與痛風前兆用藥（請參考114頁）。服用藥物1～2周後，就會進入疼痛緩和的「緩解期」。緩和並不代表完全康復，只是症狀有所改善。

經過緩解期後，就會進入第二階段。「尿酸值控制的初期治療」也正式展開。以服用降尿酸藥（請參考116頁）為主，並配合飲食、運動療法與日常護理等方式來改變生活習慣，努力讓尿酸值恢復正常值。雖然正常的尿酸值要低於7.0mg／dL，但將尿酸值控制在4.6～6.6mg／dL，才能降低痛風發作的頻率。因此，第二階段的目標就是要以3～6個月的時間讓尿酸值降到6.0mg／dL以下。第三階段則是「控制尿酸的慢性期治療」。為了避免復發及相關併發症，在徹底執行藥物治療與改變生活習慣的同時，也要定期檢查是否有其它病狀或併發症。這些治療則是終其一生都不能中斷的。

痛風治療的進行方式

尿酸控制從疼痛消失後才開始！

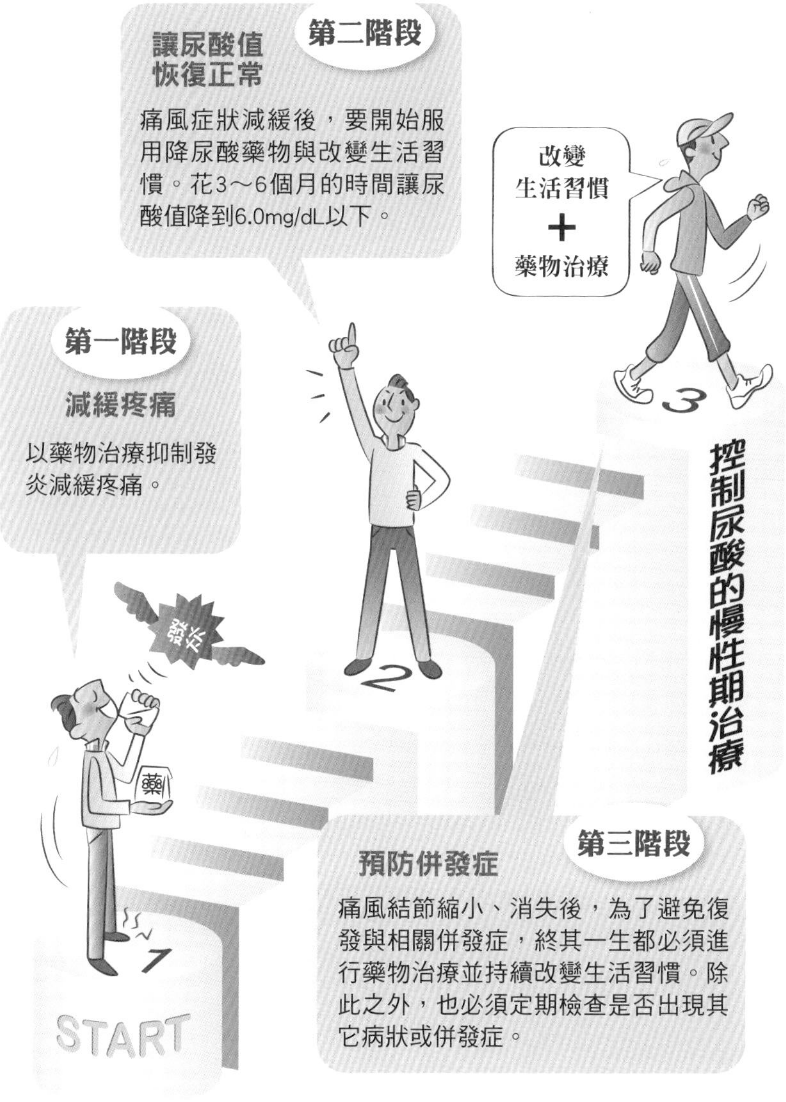
第二階段
讓尿酸值
恢復正常
痛風症狀減緩後，要開始服用降尿酸藥物與改變生活習慣。花3～6個月的時間讓尿酸值降到6.0mg/dL以下。
改變
生活習慣
＋
藥物治療
第一階段
減緩疼痛
以藥物治療抑制發炎減緩疼痛。
發炎
藥
控制尿酸的慢性期治療
3
2
1
START
第三階段
預防併發症
痛風結節縮小、消失後，為了避免復發與相關併發症，終其一生都必須進行藥物治療並持續改變生活習慣。除此之外，也必須定期檢查是否出現其它病狀或併發症。

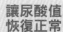

治療用藥

痛風發作時的用藥

痛風發作時，也就是發作高峰期時所使用的就是能抑制發炎消除疼痛的「非類固醇消炎止痛藥（＊NSAID）」。短時間服用大量非類固醇消炎止痛藥的療法，就稱為「NSAID脈衝療法」。

以「Naproxen（商品名稱：Naixan）」為例，每隔3小時服用300mg，一天服用3次。若疼痛未見減緩，可間隔24小時後，再每隔3小時服用300mg，一天服用3次，多數患者都能藉此減緩疼痛。若疼痛會影響日常生活，要服用常用量1～2周，直到發炎症狀痊癒為止。之後，只要發炎症狀減緩則可中止。不過，非類固醇類消炎止痛藥的副作用會影響到腸胃或腎功能。所以，腎功能降低或罹患胃潰瘍、十二指腸潰瘍的人可能就無法使用此類藥物。而正在服用讓血液難以凝固的華法林（Warfarin）的人，也無法使用非類固醇類消炎止痛藥。

無法使用非類固醇消炎止痛藥或者用了也無效，以及複數關節出現痛風發作等情況，則可使用腎上腺皮質類固醇藥。腎上腺皮質類固醇藥的效果比非類固醇消炎止痛藥還強，副作用也更加強烈。所以，請務必遵從醫生指示正確服用。

用語解說　NSAID　Non-Steroidal Anti-Inflammatory Drug 的簡稱。具有類固醇藥物以外的消炎、止痛、解熱作用的藥物。

疼痛高峰期所使用的藥物

痛風發作時使用的「非類固醇類消炎止痛藥」

一般名稱	商品名稱	用法、用量	使用方式
Indomethacin	Inteban SP	一天2次，1次25mg。 視病情可調整為一天2次， 1次37.5mg。	內服
Naproxen	Naixan	第1次400～600mg。 之後，一天3次，1次200mg。 或每3小時服用300mg， 一天以3次為限。	內服
Oxaprozin	Alvo	常用量一天400mg， 最高使用量一天600mg。	內服
Pranoprofen	Niflan Pranoprofen	一天3次，一次150～225mg。 隔天起，一天3次，1次75mg。	內服

痛風發作時使用的「腎上腺皮質固醇藥」

一般名稱	用法、用量	使用方式
Prednisolone	服用15～30mg抑制發炎， 每週減量1/3，三周後中止。	內服
Prednisolone sodium succinate	1次注射4～30mg至關節腔。	注射
examethasone phosphate	1次注射0.66～4.1mg至關節腔。	注射
Dexamethasone	1次注射1～5mg至關節腔。	注射
Betamethasone sodium phosphate	1次注射1～5mg至關節腔。	注射

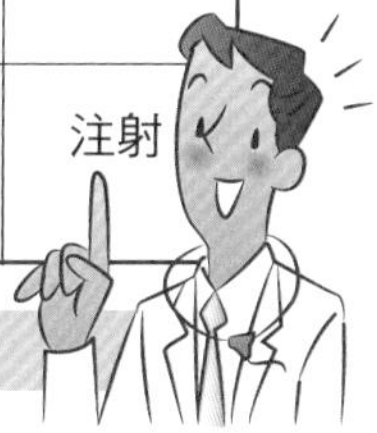

用法・用量請遵從醫生指示！

有過一次經驗後，下次發作前就會有類似前兆。比方說，前一天雙腳大拇趾會出現癢癢、刺刺、輕微疼痛、腫脹無法彎曲等種種不適。

因此，發作前兆期會使用由百合科的秋水仙種子與球根提煉而成的「秋水仙素（Colchicine）」。這類藥物從古希臘時期開始就已有拿來治療痛風的歷史紀錄。

痛風之所以發作是由於白血球攻擊堆積在關節的尿酸結晶。秋水仙素可以強力抑制白血球的活動，發作前服用就可以預防發作。

秋水仙素並不是止痛藥，出現劇烈疼痛時再服用，效果有限。儘可能在出現前兆時，就立即服用一顆（0.5 mg）。

大量服用則會出現腹痛、腹瀉、嘔吐、抽筋等強烈副作用。也有報告指出大量服用會造成末梢神經障礙或抑制骨髓功能，造成白血球、紅血球數量減少等副作用。為了讓秋水仙素確實發揮作用，服用時一定要遵從用法及用量。

另外，開始服用降尿酸藥控制尿酸值時，會因為尿酸值急速下降促使痛風發作。像這種可預測或經常發作的情況，就可使用「秋水仙素預防法」，以1～3個月為限，每天服用一顆秋水仙素。

痛風前兆用藥——秋水仙素

痛風發作會出現前兆

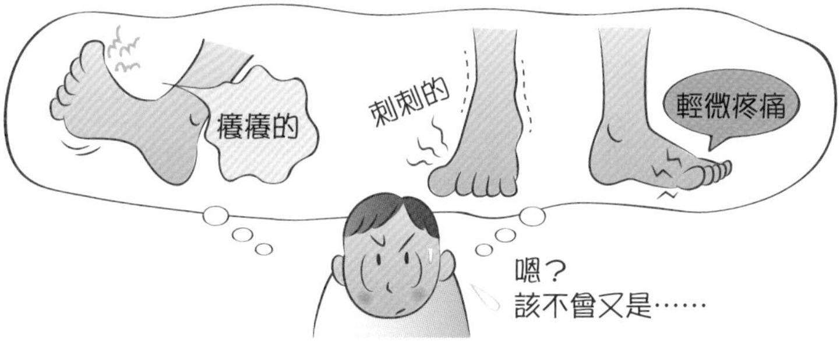
癢癢的
刺刺的
輕微疼痛
嗯？
該不會又是……

發作前兆期會使用「秋水仙素」

秋水仙素的功能

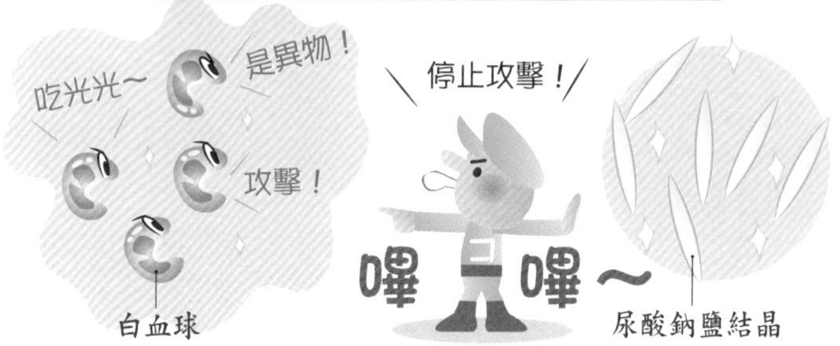
吃光光～
是異物！
攻擊！
白血球
停止攻擊！
嗶 嗶～
尿酸鈉鹽結晶

抑制白血球將尿酸鈉鹽結晶視為異物並進行攻擊（P71），預防痛風發作的藥物

一般名稱	用法・用量	使用方式
秋水仙素	**發作前兆期**：1天1顆（0.5mg）即可	內服
	預防發作：1天1顆（0.5mg），服用1～3個月	內服
副作用……大量服用會導致腹痛、腹瀉、嘔吐、抽筋等症狀		

痛風發作時的劇烈疼痛消失後，為了控制尿酸值，就要展開服用「降尿酸藥」的藥物治療。罹患無症狀高尿酸血症必須進行藥物治療時，也會使用同樣的藥物。

降尿酸藥依功能大致可分成兩種。一種是抑制體內尿酸生成的「尿酸合成抑制劑」，另一種則是促進體內尿酸排泄的「尿酸排泄促進劑」。高尿酸血症分為「尿酸合成過多型」與「腎臟尿酸排泄不足型」兩種，因此藥物也分成兩大類。

尿酸合成抑制劑是使用在尿酸合成過多型的藥物。目前有三種，其中又以安樂普利諾錠（Allopurinol）的歷史最為悠久。但由於會造成腎臟的極大負擔，因此腎功能障礙的人即使少量也要謹慎服用。

取而代之的就是福避痛（Febuxostat）與托匹司他（Topiroxosta）。這兩種藥物對腎臟的負擔較小，若為輕、中度腎功能障礙患者無須減量。因此，對尿酸生成過剩型的人來說，是非常便利的藥物。

另一方面，尿酸排泄不足型服用的就是尿酸排泄促進劑。促進劑也可分三種。其中效用最強，也最被廣泛使用的就是本補痲隆（Benzbromarone）。服用彼洛喜錠（Probenecid）時，要留意的就是與青黴素等抗生藥物併用時，會影響到藥物代謝。

降尿酸藥的種類

尿酸合成抑制劑

病狀	一般名稱	藥品名稱	特徵
尿酸生成過剩型	安樂普利諾錠（Allopurinol）	Zyloric……等	・1962年起，已做為痛風藥物使用。 ・也能有效治療尿路結石 ・視腎功能障礙的程度，需調整用量
	福避痛（Febuxostat）	Feburic	・降尿酸效果強 ・1天1次即可 ・對腎功能造成的不良影響較少 ・也能有效治療尿路結石
	托匹司他（Topiroxostat）	URIADEC、TOPILORIC	・降尿酸效果強 ・對腎功能造成的不良影響較少 ・也能有效治療尿路結石

尿酸排泄促進劑

病狀	一般名稱	藥品名稱	特徵
尿酸排泄不足型	本補麻隆（Benzbromarone）	Urinorm等	・尿酸排泄作用強 ・1天1次即可 ・與其它藥物併用，影響較小
	彼洛喜錠（Probenecid）	Benecid	・日本自1956年起已做為痛風治療藥物使用 ・青黴素等抗生藥物併用時，會影響到藥物代謝

「混合型」的藥物治療則會結合尿酸合成抑制劑與尿酸排泄促進劑。但由於尿酸排泄促進劑會增加排泄至尿中的尿酸，增加尿路結石生成的風險，故多半都使用尿酸合成抑制劑。

使用痛風藥的時間點與注意事項

消炎藥與秋水仙素

目前治療痛風的藥物效果都非常好。但若使用不當，則無法發揮其效用。

首先，使用痛風發作時的非類固醇類消炎藥，有三大原則。第一，發作時「盡可能趁早服用＊最大常用量」。「看狀況再吃」或「先吃一點看看」的錯誤觀念，是無法讓藥物發揮效用的。

第二則是「發作時不另行服用降尿酸藥」。尚未接受降尿酸治療的這段期間，若發作時急速促使尿酸值下降，反而會造成痛風更加惡化或延長發病時間。發作時只需正確服用非類固醇類消炎藥，等待疼痛減緩即可。疼痛減緩後兩周，即可展開降尿酸藥治療，但若已在服用降尿酸藥的話，發作時也要持續服用，並搭配非類固醇消炎止痛藥。

第三則是「疼痛消除就立刻停藥」。

非類固醇消炎止痛藥具有造成胃腸與腎功能障礙的副作用。罹患胃、十二指腸潰瘍或腎功能降低的人，必須遵照醫生指示。

出現劇烈疼痛時，服用發作前兆期專用的秋水仙素，並不會有太大效果。吃了秋水仙素，痛風還是發作時，就要立即改用非類固醇類消炎止痛藥。

用語解說　最大常用量　一般服用藥物時，最能期待其治療效果的劑量就稱為常用量，上限即為最大常用量。

痛風發作時服用的「非類固醇類消炎止痛藥」

出現劇烈疼痛時使用的非類固醇消炎止痛藥
有三大正確服用原則

原則 •1

盡可能趁早服用
最大常用量

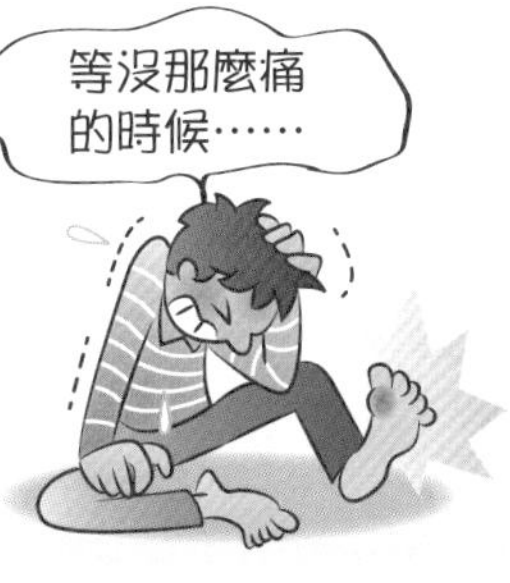
等沒那麼痛
的時候……

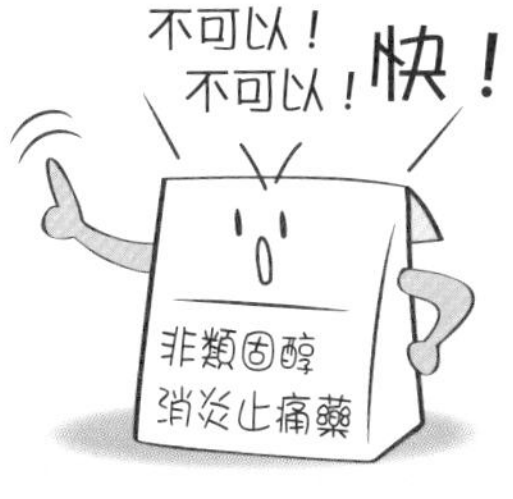
不可以！
不可以！快！
非類固醇
消炎止痛藥

原則 •2

發作時不能服用降尿酸藥

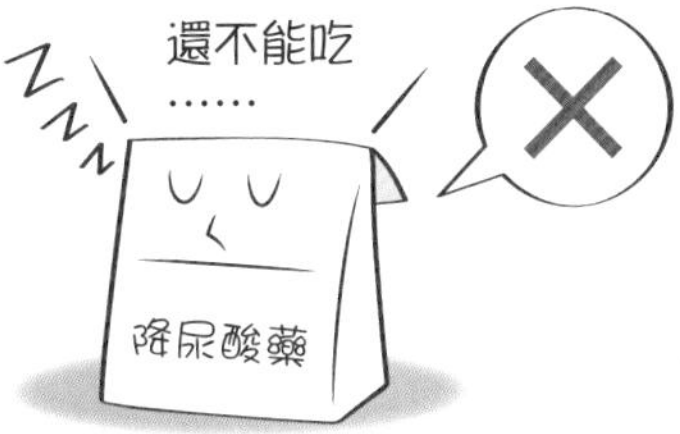
還不能吃
……
降尿酸藥

原則 •3

不痛了就立刻停藥

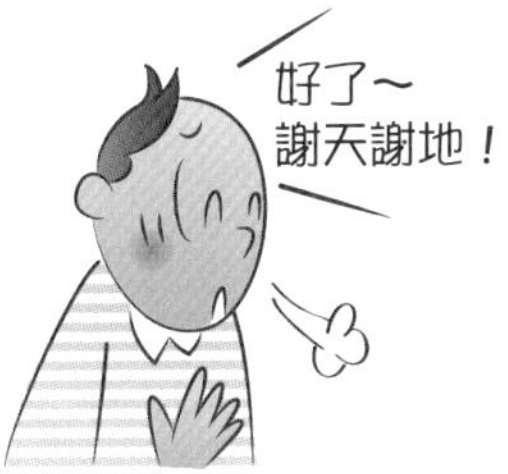
好了~
謝天謝地！

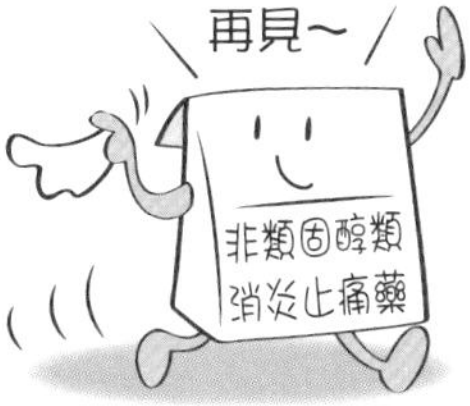
再見~
非類固醇類
消炎止痛藥

注意

出現劇烈疼痛時服用秋水仙素(P114)，並沒有太大效果。

NO！劇痛時
沒有效果

痛風發作兩周後，便可依病狀開始服用適合的降尿酸藥。前面也有提到，發作時貿然降低尿酸值，只會造成痛風惡化，延後康復時間。

降尿酸藥分為尿酸合成抑制劑與尿酸排泄促進劑兩種。兩者都要從低劑量開始。視尿酸狀況，再一點一點增加藥量，花3～6個月的時間降低尿酸值並維持在6.0mg／dL以下。找到能將尿酸值維持在6.0mg／dL以下的劑量後就持續服用。

之所以需要少量增加，是擔心過程中造成尿酸急速下降引發痛風。即使謹慎調整劑量，開始服用降尿酸藥的6個月內，約有四成患者會出現痛風前兆甚至發作。進行降尿酸藥治療的初期，痛風發作會比一般情況來得輕微，只要尿酸值維持穩定就會痊癒。服用降尿酸藥的過程中，縱使出現痛風前兆或發作，都不能中止或減少降尿酸藥的劑量。依指示服用，前兆期則搭配秋水仙素，發作時則配合非類固醇類消炎止痛藥。

服用降尿酸藥也有幾點注意事項。服用尿酸排泄促進劑時，因排泄至尿中的尿酸量增加，故容易形成尿路結石。因此，在服用尿酸排泄促進劑時，為預防尿路結石，也可以同時服用*尿鹼化劑。

而多數降尿酸藥都會增強讓血液難以凝固的藥物「華法林」的藥效。因此，為預防血栓而服用華法林的人要特別留意。

用語解說　尿鹼化劑　將尿轉為鹼性，藉此預防、改善酸性尿或尿路結石的藥物，主要成分為檸檬酸鉀與檸檬酸鈉水合物。

痛風患者的治療計畫

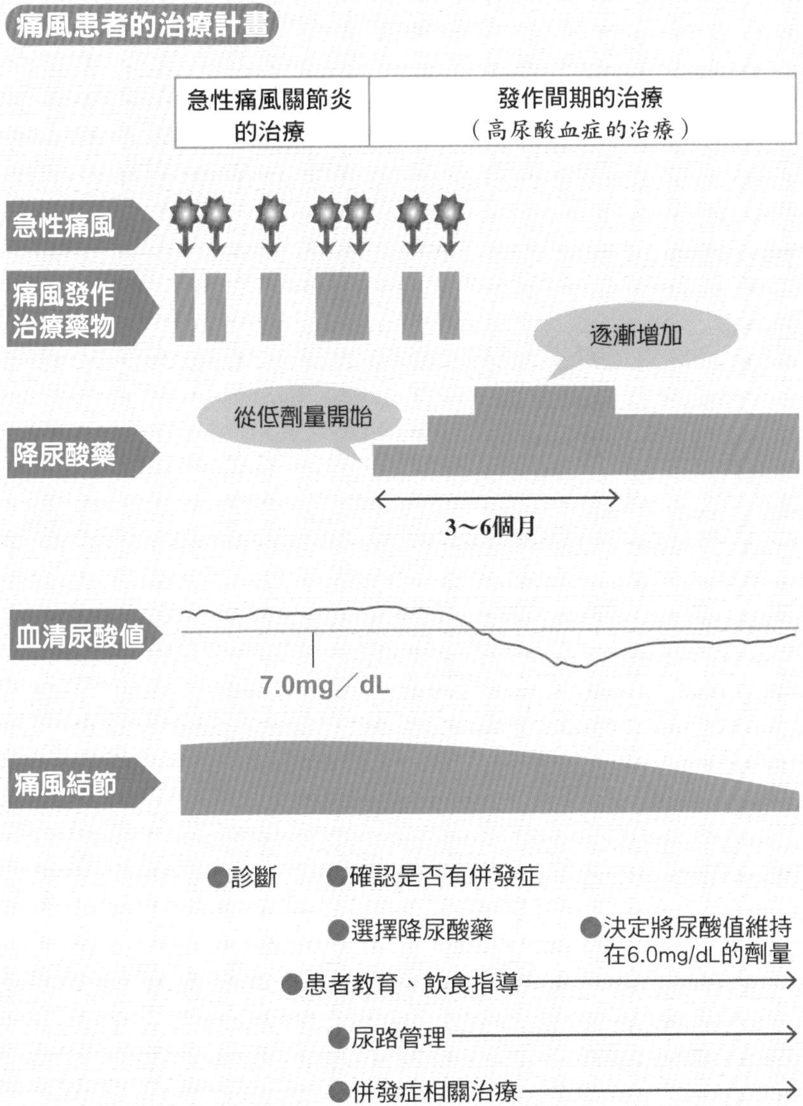

※摘錄自《高尿酸血症．痛風治療指南手冊第二版》（暫譯，日本痛風、核酸代謝學會）

避免復發的日常準備

改變生活習慣與藥物的服用

為避免痛風發作或再次復發，就必須終生管理、控制尿酸值。不過，當開始進行治療，尿酸值趨於穩定，進入慢性期治療的階段後，患者就容易開始掉以輕心。

只要改變生活習慣，正確執行藥物治療，大多數患者的尿酸值就會降回基準值。痛風發作的痛苦依舊記憶猶新時，患者會因擔心復發而積極配合治療。但只要病情趨於穩定，一兩年內沒再復發，那種緊張感就會逐漸減弱，此時出現「痛風跟高尿酸血症都完全康復了！」的想法也不足為奇。

只要放棄治療，重新回到不規律的生活，尿酸值就會再次飆升，哪天又會突然復發。就算痛風沒有發作，但無視再次上升的尿酸值，慢性腎臟病或大腦、心血管疾病等恐怖併發症就會悄悄找上門。相反地，只要養成正確的生活習慣，遵從醫生指示持續服藥與就醫，不但痛風不會復發，也無須為可能危及性命的併發症所苦。

為了控制尿酸值，改變生活習慣與藥物治療是不可或缺的兩大支柱。因此，最後一章將從飲食、飲酒、運動、壓力等觀點進行詳細解說。

第5章

高尿酸血症、痛風治療的關鍵改變生活習慣

進行尿酸值控制治療時最重要的就是改變生活習慣。就高尿酸血症來說，必須以飲食療法為中心，配合運動與適當紓壓，才能降低尿酸值並預防肥胖。

第一步就是重新檢視生活習慣

來檢驗造成尿酸值上升的生活吧！

罹患高尿酸血症、痛風多半與生活習慣有關。因此，不只要控制尿酸值，改變生活習慣的重要性等同、甚至高於藥物治療。

但並非每個人都是故意過著放任尿酸值上升的生活。因此，首要任務就是找出過去的生活作息出了什麼問題？

為了發現問題，打造更好的生活作息，就必須養成記錄每天的生活與身體狀況的習慣。問題大多出在飲食與運動習慣。飲食方面要記錄大致的飲食內容與飲酒量。運動則利用市售計步器，記錄一天走了多少步。有時間運動的話，也要記下運動內容與時間。

至於身體狀況的紀錄，除了體重、血壓外，高尿酸血症患者還必須檢測本身尿液的酸鹼度（pH值）。健康人士的尿液多半呈現弱酸性的pH 6.0，高尿酸血症患者的尿液則會呈現pH 5.5以下的酸性狀態。酸性尿會讓尿酸難溶於尿中，更加容易形成尿酸結晶。

高尿酸血症患者最理想的尿液酸鹼度是pH 6.0～7.0。尿液的pH值只要用市售pH試紙即可測出，請務必養成長期檢測的習慣。

找出生活作息哪裡出問題

養成記錄自身問題點的習慣！

1 記錄飲食習慣

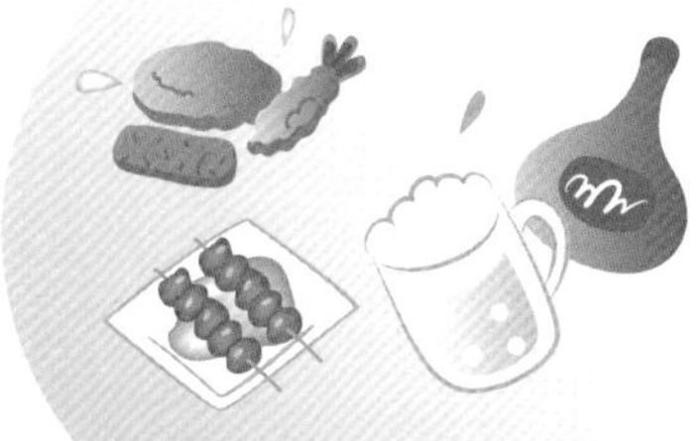

記錄飲食內容與飲酒量。

2 記錄一天的運動量

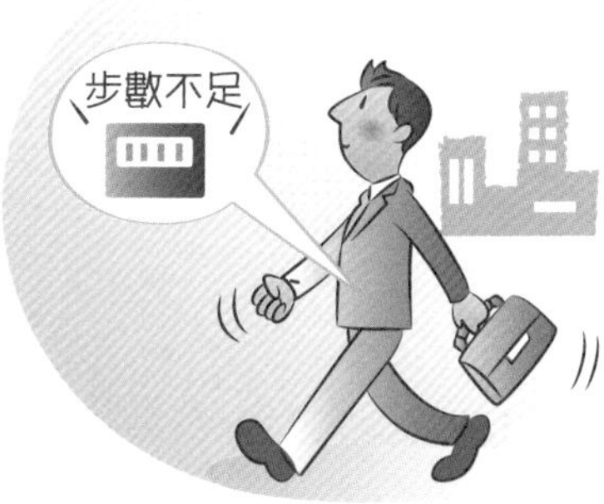
步數不足

一天的步數、運動內容與時間等

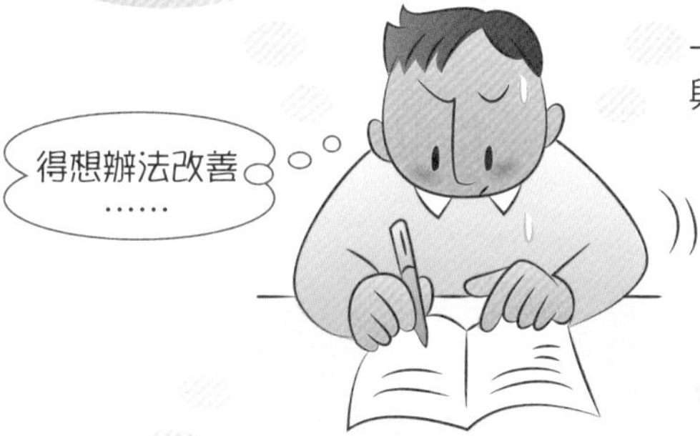
得想辦法改善……

3 記錄體重、血壓

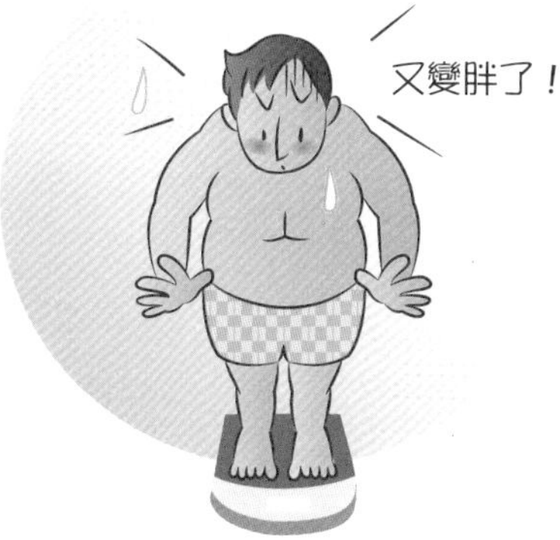
又變胖了！

4 記錄尿液酸鹼度

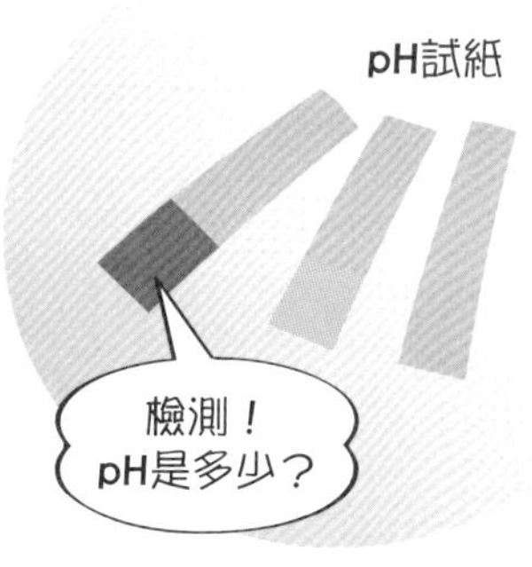
pH試紙
檢測！pH是多少？

如何改變生活習慣？

高尿酸血症患者該如何改變日常生活習慣呢？

飲食習慣的歐美化造成罹患高尿酸血症的人急速增加，目前也呈現逐年上升的趨勢。除此之外，與時俱進的還包括肥胖與代謝症候群。其中又以*內臟脂肪型肥胖是造成高尿酸血症的重要原因之一。如前所述，伴隨內臟脂肪型肥胖而來的代謝症候群也會造成動脈硬化，提高引發大腦、心血管疾病的風險。

因此，首要任務就是要重新檢視之所以會發胖的生活習慣。發胖是因為攝取自食物的熱量遠超過經由運動消耗掉的熱量。因此，必須改善飲食習慣與解決運動不足的問題。但就高尿酸血症患者而言，過度運動反而會造成尿酸值上升，所以也要注意運動的種類與強度。

至於飲食生活，則要檢測是否過量，或者是否過度偏重高熱量與富含動物性脂肪的食物。一發現問題，就要立即改善。有些人發胖的原因可能與吃飯時間與飲食方式有關。

另外，檢視高尿酸血症患者的飲食習慣時，也要留意是否攝取過多富含普林體的食物、飲酒過量等直接造成尿酸值上升的問題。不只是飲食習慣，壓力也是造成尿酸值上升的重要原因。

如上所述，我們可以從很多面向來改變生活習慣。接下來則要針對各個項目進行詳細說明。

用語解說　內臟脂肪型肥胖　內臟附近累積過多脂肪所造成的肥胖類型。

改善造成肥胖的生活習慣

改善會發胖的生活習慣

1 改變飲食習慣

改變飲食習慣，維持「攝取能量」
與「消耗能量」之間的平衡！

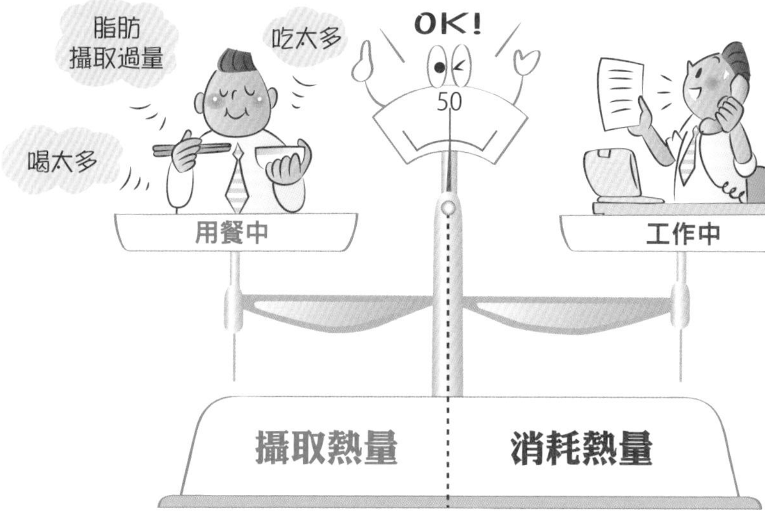

2 改善運動不足的問題

平常就要養成運動的習慣

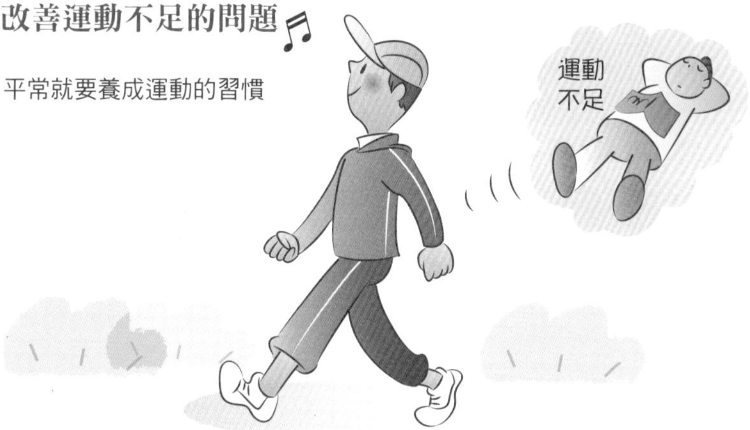

飲食療法很重要

正確的飲食習慣

高尿酸血症患者改變生活習慣的基本原則就是要預防及改善肥胖問題。想減肥最重要的就是飲食療法。

進行飲食療法時，首先要改善的就是不規律的飲食生活。可能有人會想說要少吃一點，就索性跳過早餐或午餐，但這樣反而會造成反效果。少吃一餐會延長空腹時間，讓人體產生危機意識，找到機會就想儲存脂肪。因此，三餐的間隔過長或減少用餐次數等，反而會讓身體轉換成易胖體質。不規律的飲食生活、不吃早餐、晚餐太晚吃的人，其首要任務就是盡可能要讓三餐時間正常。常常不小心吃太多的人則是飲食方式有問題，其中之一就是吃太快。用餐時*飽食中樞通常要花15～20分鐘才會開始運作。吃太快的話，肚子塞了一堆東西之後才會有飽足感。可能原本沒打算吃那麼多，但到頭來還是塞了一堆東西。所以，吃飯時一定要細嚼慢嚥。

晚餐時小酌一下，將用餐時間拖長也不太好。用餐時間拖太長的話，飽食中樞也不會發揮作用，最後還是在無意識的情況下吃了一堆東西。

一開始可能有點痛苦，但請高尿酸血症患者一定要牢記「七分飽」原則。

用語解說　飽食中樞　位於大腦下視丘，負責控制食慾。用餐時血糖值一上升，就會出現飽足感停止食慾。

高尿酸血症、痛風飲食療法的基本原則

為了治療高尿酸血症、痛風而改變的生活習慣中，
最重要的就是飲食療法！

飲食療法的四大原則

1 攝取熱量要適量

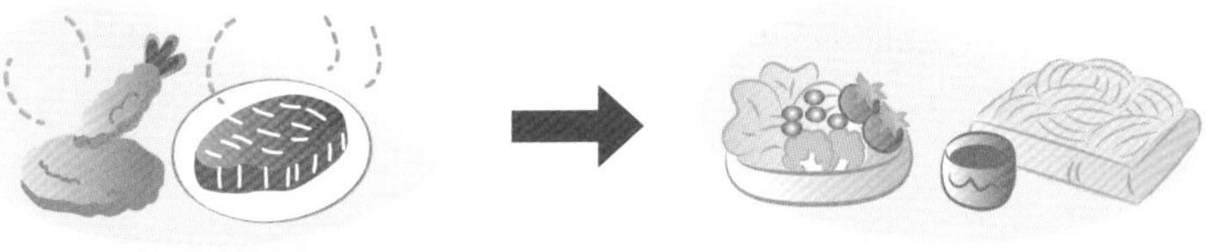

吃太多、高熱量食物　　　　七分飽、低熱量

2 普林體攝取限制

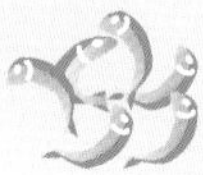

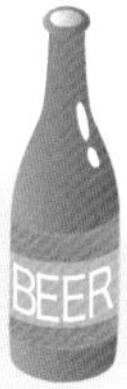

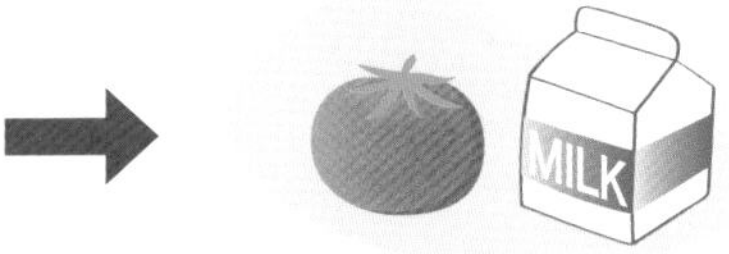

普林體　多　　　　普林體　少

3 攝取尿液鹼化的食品

酸化　　　　鹼化

4 攝取充足水分

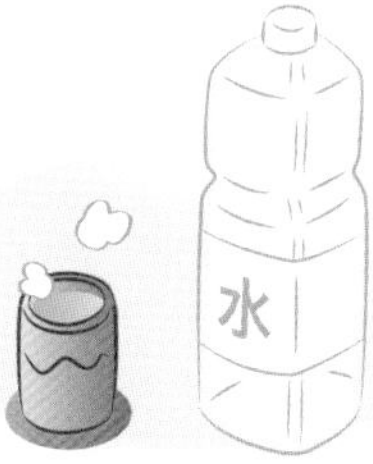

注意營養均衡與熱量攝取

說到高尿酸血症的飲食療法，大家可能會聯想到「不可以吃富含普林體的食物」等極為嚴苛的飲食限制。高尿酸血症患者的確要注意避免攝取過多富含普林體的食物。但就飲食療法來說，首要注重的還是營養均衡。

所謂的營養均衡，就是要均衡攝取碳水化合物（醣類）、蛋白質、脂肪這三大營養素與維生素、礦物質、膳食纖維。雖然一一計算各種營養素是有難度的，但只要具備主食（碳水化合物為主）、主菜（蛋白質、脂肪、維生素為主）、配菜（維生素、礦物質、膳食纖維為主），就算是營養均衡的飲食了。

考量菜單時，也不要偏重某種特定食物。高尿酸血症與肥胖患者常會有攝取肉類等動物性脂肪過多，蔬菜過少的傾向。因此，一定要注意千萬別偏食，均衡攝取各式蔬菜。

尤其是要多攝取蔬菜。選擇蔬菜種類時，不要偏重白菜、高麗菜、白蘿蔔等淺色食物，也要多吃番茄、紅蘿蔔、菠菜、南瓜等*黃綠色蔬菜。

乳製品的攝取也是很重要的。乳製品除普林體含量少外，也含有均衡的蛋白質、礦物質、維生素等營養素。進行飲食療法時，也必須瞭解自己應攝取的每日飲食量（Kcal）。

每日飲食量可使用參考了BMI的算式來計算（左頁）。只要兼顧熱量與營養均衡，就能改善肥胖問題，降低尿酸值。

用語解說 黃綠色蔬菜　每 100g 蔬果裡的胡蘿蔔素含量達 600μg 以上的蔬菜總稱。胡蘿蔔素具有降低體內活性氧的抗氧化作用。

三餐營養要均衡

偏食或高熱量會造成肥胖。
除了肉類之外，也要積極攝取蔬菜、海藻類食物。

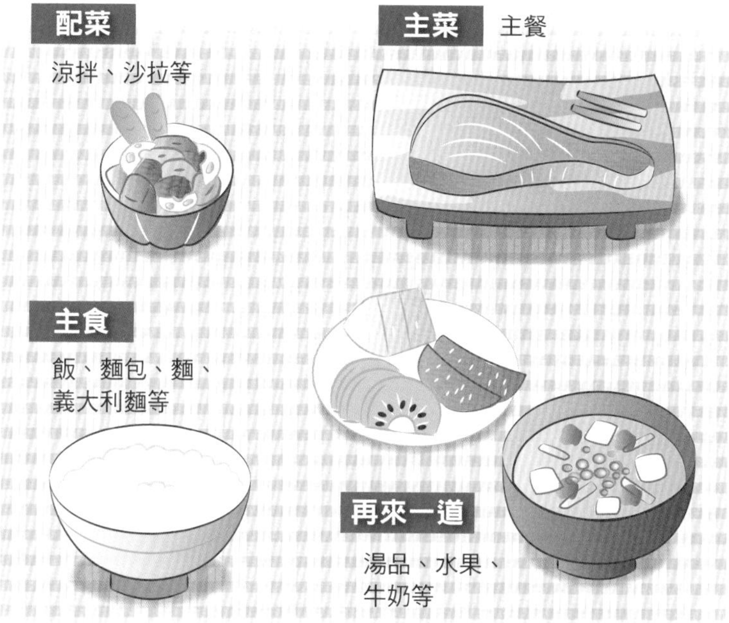
配菜
涼拌、沙拉等
主菜
主餐
主食
飯、麵包、麵、
義大利麵等
再來一道
湯品、水果、
牛奶等

知道自己的每日飲食量！

標準體重(kg)=身高(m)x身高(m)x22
每日所需飲食量(kcal)=標準體重(kg)x30～35kcal※

※體重1kg所需能量，普通勞動以30kcal，重勞動以35kcal來計算。

過去都將食物裡的普林體視為高尿酸血症與痛風的元兇。因此，進行飲食療法的首要任務，就是嚴格限制含普林體食物的攝取。不過，現在已經不用那麼緊張兮兮了。

普林體多半是透過細胞的新陳代謝與活動在體內生成。來自食物的普林體只占兩成，對尿酸值的影響其實並不大。

我們平常所吃的食物幾乎都含有普林體。只要營養均衡就好，太過在意反而會造成養分攝取不足。

不過，也要避免攝取過量。100g裡含有超過200mg普林體的食物就稱為高普林食物，若每天大量食用，一定會影響到尿酸值。少數因普林體攝取過量造成尿酸值上升的高尿酸血症患者，就必須有所限制。

因此，高尿酸血症的飲食療法裡，就有規定普林體的攝取一天不能超過400mg。基本上沒有不能吃的東西，但盡量避免肝臟、鰹魚、沙丁魚等高普林食物。

因普林體易溶於水，所以也要留意用富含普林體的魚肉所熬成的湯品。火鍋、拉麵的湯盡量不要喝光，只要用點心就能預防普林體攝取過量。

普林體含量多寡的食物參考

食物100g所含的普林體

非常多	300mg～	雞肝、沙丁魚乾、黃雞魚魚鰾、酒蒸鮟鱇肝 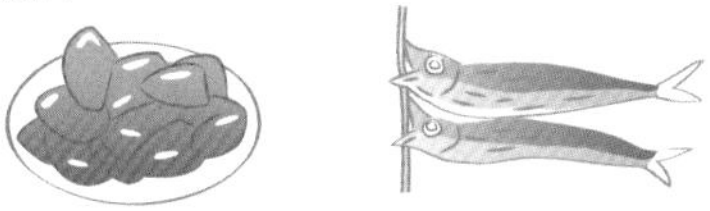
多	200～300mg	豬肝、牛肝、鰹魚、沙丁魚、明蝦、竹筴魚乾、秋刀魚乾 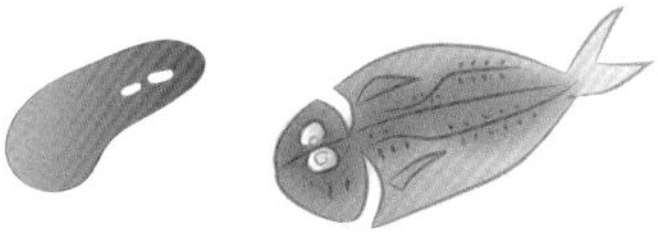
少	50～100mg	鰻魚、豬里肌、豬五花、牛肩里肌、牛舌、羊肉、去骨火腿、壓型火腿、培根、魚丸、波菜、花椰菜 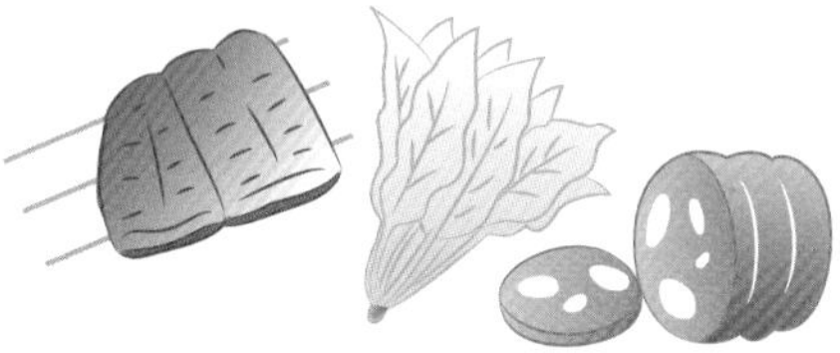
極少	～50mg	醃牛肉、魚肉香腸、魚板、烤竹輪、黑輪、 鯡魚卵、鮭魚卵、小香腸、豆腐、牛奶、起司、奶油、雞蛋、玉米、馬鈴薯、番薯、米飯、麵包、烏龍麵、蕎麥麵、水果、高麗菜、番茄、白蘿蔔、白菜、海藻類 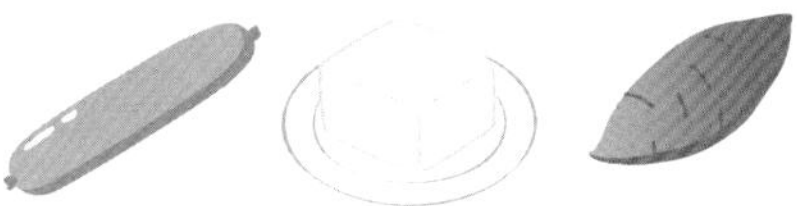

※摘錄自《高尿酸血症、痛風治療指南手冊第二版》（暫譯，日本痛風・核酸代謝學會）

果糖攝取別過量！

近來，果糖（Fructose）攝取過量已被視為造成尿酸值上升的重要原因。甜味來源的醣類可分為由一個分子所組成的單醣與兩個單醣組成的雙醣。單醣的代表有果糖跟葡萄糖。雙醣則是由果糖與葡萄糖結合而成的砂糖（蔗糖）。單醣是無法繼續分解的最小單位，特徵就是容易吸收。葡萄糖被人體吸收後會先送到血液中，成為能量來源。但果糖被吸收後，不會被送到血液中，大多是交由肝臟代謝，與此同時會消耗掉大量ＡＴＰ。

第二章有提到被急速且大量消費的ＡＴＰ會進一步分解為普林體，甚至是尿酸。因此，若果糖攝取過量會造成體內生產過多尿酸，對尿酸值的影響遠高過來自食品的普林體。

果糖也不像葡萄糖會立即被轉換為能量使用，反而會促進中性脂肪的合成，導致肥胖、代謝症候群。

除了常見於水果或蜂蜜外，飲料或糖果裡的砂糖、「葡萄糖果糖糖漿」或「果糖葡萄糖漿」也含有大量果糖。雖然要盡量避免含糖飲料或糖果，但水果也是重要的維生素、礦物質來源。水果或百分百純果汁的攝取，一天要控制８０～１００ｋｃａｌ。

許多食物裡都含有果糖

飲料、糖果都含有大量果糖。
請確認包裝上的成分標示。

含大量果糖的食物

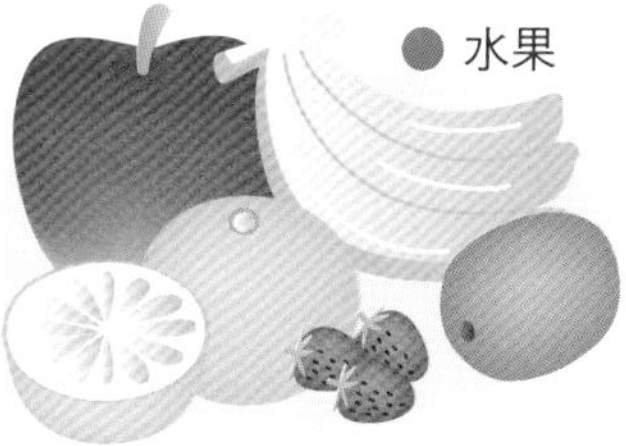

● 水果

● 百分百純果汁

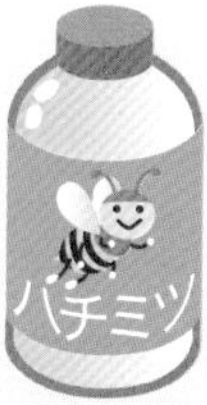

● 蜂蜜

● 含糖飲料

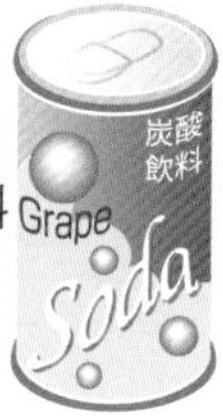

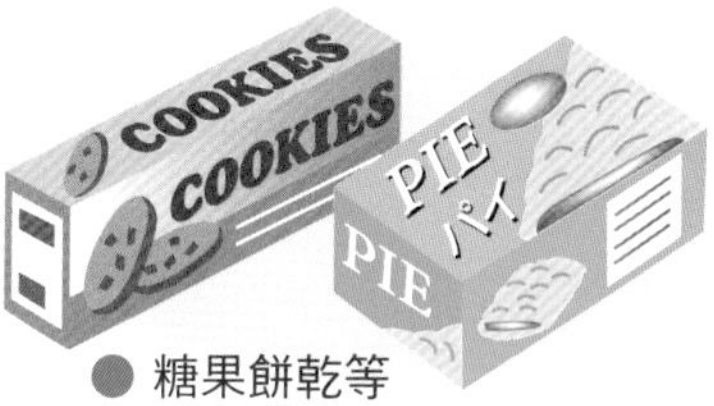

● 糖果餅乾等

確認成分標示！

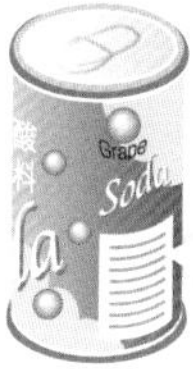

●品名 碳酸飲料 ●成份：砂醣類（果糖葡萄糖漿、砂糖）、香料、酸味料●內容量 350ml ●保存期限標示於罐底 ●保存方式 請避免陽光直曬及高溫

- ●「砂糖」=葡萄糖+果糖
- ●「葡萄糖果糖漿」=果糖含量未滿50%
- ●「果糖葡萄糖漿」=果糖含量超過50%未滿90%

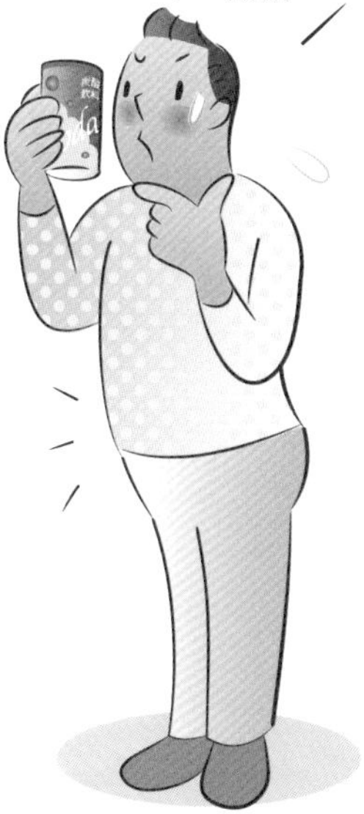

積極攝取可鹼化尿液的食物

高尿酸血症、痛風患者的尿液容易偏酸性。酸性尿會造成尿酸難溶於尿液，容易形成尿酸結晶，甚至尿路結石。

尿液的酸鹼度也容易受到飲食習慣的影響。因此，建議高尿酸血症、痛風患者應減少攝取造成尿液酸化的食物，積極攝取讓尿液鹼化的食物。

造成尿性酸化的主要食品包括肉、魚跟酒精等。而鹼化尿液的食物則有蔬菜、菇類與海藻類食物。

食用含大量水分的蔬菜、海藻會增加尿量，尿酸排泄量也隨之增加。這類食物更富含維生素、礦物質與膳食纖維，熱量也很低，多吃也不用擔心。不過，將蔬菜、海藻製成沙拉後，一不小心就會淋上過量醬料或美乃滋，造成脂肪、鹽分攝取過量，吃的時候千萬要小心。使用水煮或拌炒方式，能吃下大量蔬菜，不過，記得調味要清淡，油量也要控制。

雖然水果也能幫助尿液鹼化，但水果也含有大量果糖。前面也有提到，果糖攝取過量會導致尿酸值上升或中性脂肪增加。吃的時候，千萬別過量。

鹼化尿液是非常重要的，但太過也會出問題。強鹼容易導致磷酸鈣結石等其它種類的結石。因此，最理想的狀態，就是將尿液的酸鹼度維持在pH 6.0～7.0的弱酸性。

尿液鹼化防止尿酸值上升

飲食習慣會影響到尿液。
積極攝取鹼化食物，預防尿液酸化。

讓尿液鹼化與酸化的食物

鹼化食物	鹼度　酸度	酸化食物
羊棲菜、海帶芽	高	蛋、豬肉、鯖魚
昆布、乾香菇、黃豆		牛肉、蛤蜊
菠菜、牛蒡		雞肉、鰹魚
番薯、紅蘿蔔		精緻白米、青魽魚
香蕉、芋頭		鮪魚、秋刀魚
高麗菜、哈密瓜		竹筴魚、梭子魚
白蘿蔔、大頭菜、茄子		沙丁魚、鰈魚
馬鈴薯、葡萄柚		星鰻、沙蝦
蘆筍	低	鰆魚、明蝦

參考《高尿酸血症、痛風與障礙、尿路結石的新概念與治療》
細谷龍男等（Medical Practice）繪製而成

注意 尿液呈酸性，尿酸就容易出現結晶！

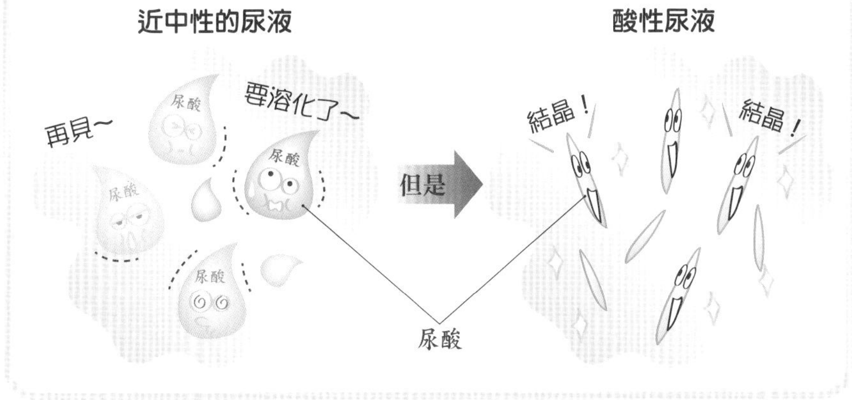

攝取充足水分

治療高尿酸血症與痛風時，攝取大量水分增加尿量，讓尿酸順利排出體外也是很重要的。尿量變少，尿酸排泄量也會隨之減少，導致尿酸值無法下降。此外，尿量變少，尿酸就難以溶解因而產生結晶，增加尿路結石形成的機率。

健康人士一天的平均尿量為1～1.5L。不過，高尿酸血症或痛風患者因尿中尿酸濃度降低，所以尿量越多越好，盡可能維持在一天2L左右。

若想一天排出2L的尿液，需要攝取多少水分呢？單純計算的話，應該需要2L以上的水分。這是因為人體攝取的水分並非全都轉換為尿液排泄出去，尤其是炎熱的夏天或運動大量流汗時，若不攝取更多水分，就無法達成2L的目標。除了水或茶之外，我們也能從食物中補充水分。因此，直接喝下肚的水分一天盡量維持在1.5L以上。

最適合用來補充水分的就是水或茶。酒精會促進尿酸合成阻礙排泄，所以就算尿量增加也無助於尿酸排泄。

使用大量玉米糖漿的含糖飲料或高果糖的百分百純果汁都會造成尿酸值上升與中性脂肪的增加，所以不適合拿來做為高尿酸血症與痛風患者的水分補給。要以水、綠茶、烏龍茶、麥茶、無糖紅茶等為主，隨時補充水分。

補充水分的重點

隨時勤於補充水分

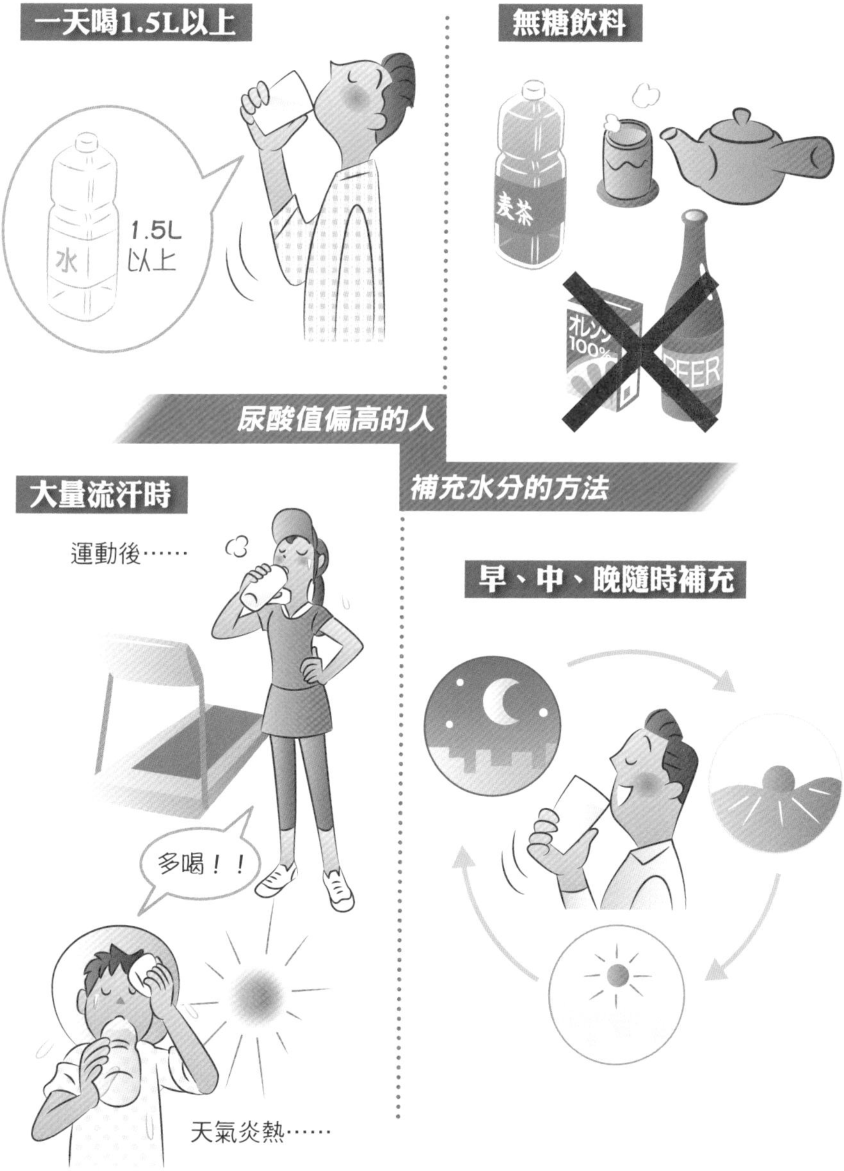

飲酒要適量

對與生活習慣有著密切關係的高尿酸血症來說，戒酒的效果十分驚人。酒精造成尿酸值上升的因素有很多。首先，酒精能分解尿酸來源的ATP，促進尿酸的產生。肝臟分解酒精時產生的乳酸，會降低腎臟的尿酸排泄。酒精本身的熱量很高，喝太多會造成熱量超標，導致肥胖與代謝症候群。

正如大家所知，酒類所含普林體的影響更是不容忽視。因此，對高尿酸血症與痛風患者來說，酒精一點好處都沒有。

過去也曾將普林體含量高的啤酒視為痛風元兇。啤酒的普林體是很高沒錯，但卻讓有些人誤以為只要改喝普林體含量低的燒酒就沒事了。

這可是天大的誤會。剛剛也有提到，酒精造成尿酸值上升的原因有很多，普林體只占了一小部分。

為了降低尿酸值，雖然很想建議大家「戒酒」，但酒精也能緩解壓力。也有報告指出紅酒並不會造成尿酸值上升。熱愛杯中物的人，可以遵守一天的建議量（左頁），並制訂每週兩天滴酒不沾的「*休肝日」。

用語解說　休肝日　對於每天都習慣喝點小酒的人，為了減輕肝臟負擔所制訂的滴酒不沾日。

飲酒一定要適量！

酒精會造成尿酸值上升。喝的時候要注意份量跟次數。

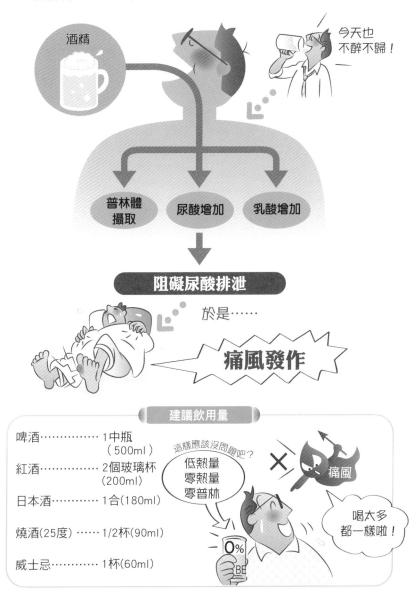

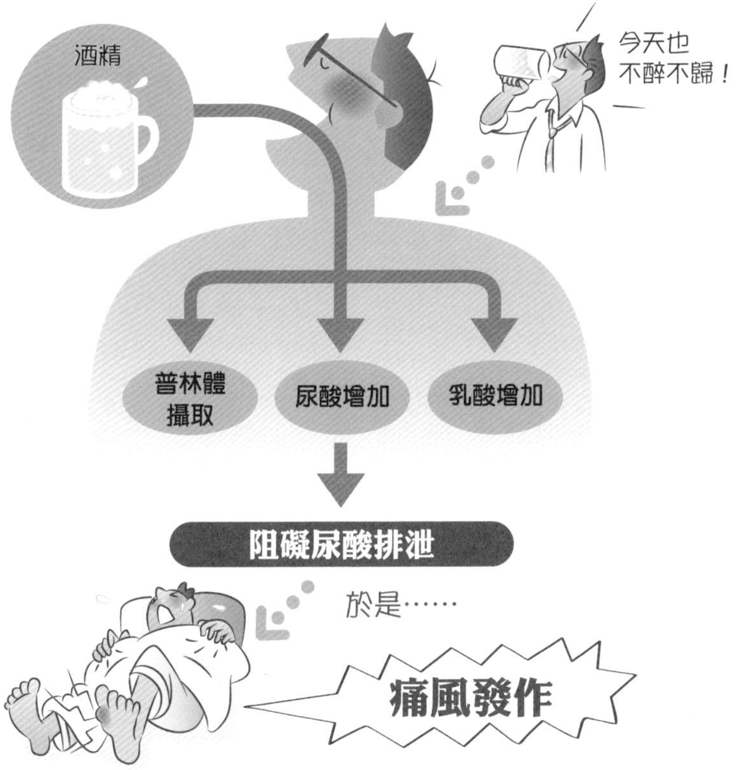

建議飲用量

啤酒……………… 1中瓶（500ml）

紅酒……………… 2個玻璃杯（200ml）

日本酒………… 1合(180ml)

燒酒(25度) …… 1/2杯(90ml)

威士忌………… 1杯(60ml)

高尿酸血症的併發症之一就是高血壓。若罹患高血壓，血管容易因壓力而遭到損傷，造成動脈硬化。動脈硬化是引發大腦、心血管疾病的最大原因，但影響不僅於此。若腎臟的細微血管開始硬化，就會造成腎功能降低，尿酸的排泄能力也會隨之減弱。因此，高血壓也會造成尿酸值上升。

預防高血壓的關鍵就在於鹽分控制。為了預防高血壓，厚生勞働省建議成年男性一天的鹽分攝取量為8g以下，成年女性則為7.0g以下（台灣衛福部建議成年人一天鹽分攝取量不可超過6g）。不過，這是一般健康人士的參考值。日本高血壓學會則建議高血壓、慢性腎臟病、糖尿病患者的一天攝取量要低於6g。因此，高尿酸血症與痛風患者也應該以一天6g為目標。

高尿酸血症或痛風患者的口味也偏重。減少鹽分調味變淡，可能會讓人覺得少了點什麼。過去習慣在醃漬物或涼拌小菜撒上鹽或淋上醬油的人，可以從戒掉這個習慣開始。

知道怎麼靠調味讓食物變好吃之後，就可以慢慢減少烹飪時的鹽分。更可以積極攝取能排出體內多餘鹽分的含鉀蔬菜。一說到減鹽，可能會想說只要少吃鹽巴、醬油、味噌等調味料即可，但其實火腿、培根、魚板、竹輪、佃煮、醃漬品等加工食品的鹽分含量其實也很高。

調味重會更下飯，一個不小心就吃太多，體重當然也跟著增加。

減鹽美味小秘訣

只要多下點功夫，即使減鹽也能做出美味料理！

1 辛香料好處多

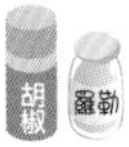

2 酸味比鹹味更好

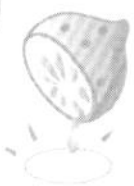

3 重口味的菜色就一道，其它配菜就選擇無鹽或清淡口味，享受食材的原味與香氣

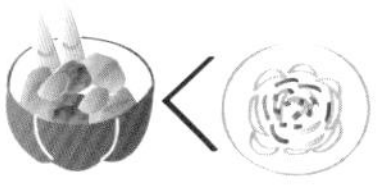

4 使用紫蘇、芹菜等香味蔬菜、芝麻、核桃等堅果類來提味

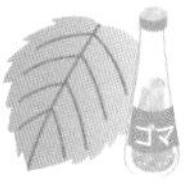

5 善用高湯的美味

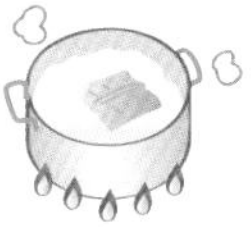

調味料・加工食品所含鹽分

食品名	所含食鹽量（鹽分）
食鹽1小匙（6g）	5.9g
濃味醬油1大匙（17g）	2.5g
淡味醬油1大匙（17g）	2.7g
味噌（米味噌／淡色辣味噌）1大匙（18g）	2.2g
黑醋醬1大匙（17g）	1.4g
番茄醬1大匙（18g）	0.5g
美乃滋（蛋黃型）1大匙（14g）	0.3g
竹輪1根（100g）	2.1g
魚板1片（10g）	0.3g
里肌火腿1片（15g）	0.4g
培根1片（18g）	0.4g
鹽漬鮭魚1片（80g）	1.4g
竹筴魚1尾（90g）	1.9g
昆布佃（10g）	0.7g
醃蘿蔔1片（10g）	0.3g
梅乾1顆（10g）	2.2g

節錄自《日本食品標準成分表2010》

脂肪與蛋白質、碳水化合物並列為三大營養素，是身體不可或缺的養分。但過量會造成肥胖、高血脂症，造成動脈硬化，提高罹患大腦、心血管疾病的風險。因此，首要注意的就是脂肪攝取要適量。

另一點要留意的就是脂肪的選擇。脂肪可分為對身體有益的脂肪與不可攝取過量的脂肪。

構成脂肪的脂肪酸分為飽和脂肪酸與不飽和脂肪酸兩種。不飽和脂肪酸又可細分為單元不飽和脂肪酸（ω—9）與多元不飽和脂肪酸。多元不飽和脂肪酸則分為ω—6脂肪酸與ω—3脂肪酸。肉類脂肪與奶油等動物性脂肪都含有大量飽和脂肪酸，會增加血液中的膽固醇與中性脂肪，千萬別過量。

不飽和脂肪酸則可降低血液中的膽固醇，還能保留好的高密度脂蛋白膽固醇，降低不好的低密度脂蛋白膽固醇。其中又以ω—3脂肪酸能增加好膽固醇減少壞膽固醇，因此被定位為應積極攝取的脂肪。ω—6脂肪酸雖然也能降低膽固醇，但攝取過量反而會讓好膽固醇變少。

因此，就脂肪的選擇來說，應積極攝取富含DHA與EPA的青魚、富含油酸的橄欖油、芥花籽油、富含α—亞麻酸的紫蘇油。富含亞油酸的動物性脂肪、紅花油、玉米油適量即可。

脂肪酸種類與脂肪的正確攝取方式

脂肪是身體所需營養素之一。挑選食材前，要清楚掌握食品裡所含的脂肪酸種類。

分類			主要脂肪酸	富含食品
飽和脂肪酸			月桂酸 肉豆蔻酸 棕櫚酸 硬脂酸	豬油、牛油、奶油等動物性脂肪、椰子油、棕櫚油
不飽和脂肪酸	單元不飽和脂肪酸（ω-9）		油酸	橄欖油、芥花籽油、調和沙拉油等
	多元不飽和脂肪酸	ω-6脂肪酸	亞油酸	紅花油、葵花油、棉籽油、芝麻油、玉米油、核桃等
			γ-次亞麻油酸（GLA）	月見草油、母乳等
			花生四烯酸	肝臟、蛋白、蠑螺、鮑魚、龍蝦等
		ω-3脂肪酸	α-亞麻酸	紫蘇油、亞麻仁油等
			DHA（二十二碳六烯酸）	鮪魚（肚）、養殖鯛魚、養殖青魽魚、青魽魚、鯖魚、秋刀魚、鰻魚等
			EPA（二十碳五烯酸）	黑鮪魚脂身、養殖鯛魚、養殖青魽魚、青魽魚、鯖魚、秋刀魚、鰻魚等

均衡攝取脂肪調理法

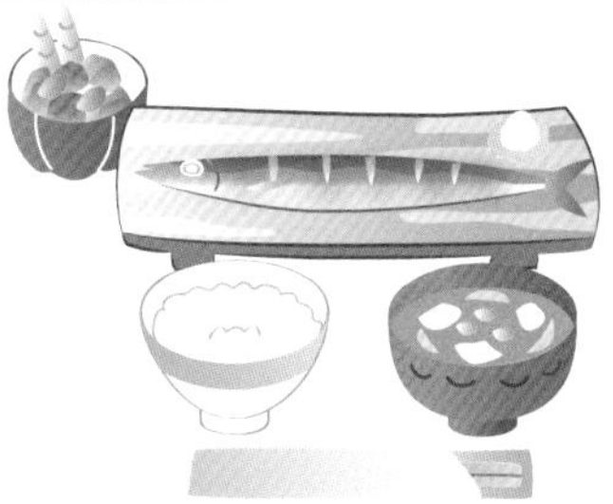

- 使用橄欖油或芥花籽油
- 1天1餐以魚料理為主菜
- 肉類則挑選紅肉或去皮雞肉等，脂肪含量低的肉類

減脂調理法

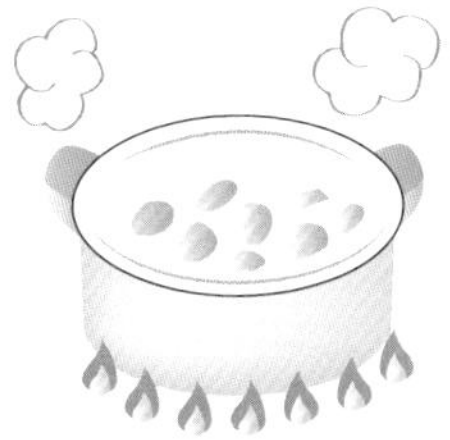

- 使用香味蔬菜或辛香料調味
- 以汆燙方式處理脂肪含量多的食材
- 以水煮、清蒸代替炒炸
- 烹調前去皮與肥肉

外食菜單的選擇

辛苦工作的上班族或獨自生活的人，午、晚餐應該都是在外面解決吧？注重味道跟分量的外食菜色，通常都使用大量脂肪、鹽分跟醣類，因此，都傾向於高熱量、高鹽、少蔬果。丼飯或麵類也多半偏向碳水化合物，有些菜色別說蔬菜了，就連三大營養素之一的蛋白質都攝取不到。

飲食療法的基本原則就是營養均衡。因此，外食族必須花點功夫補足外食的弱點。首先就是以「定食」或「套餐」取代單調的丼飯或麵類。套餐的好處在於主食、主菜一應俱全，有些還會附上配菜與湯品。菜色多，能攝取的食物種類也隨之增加，更能達到營養均衡的目標。

但烏龍麵、豬排飯、拉麵、炒飯等的套餐，就一點意義都沒有了。就高熱量這點來看，豬排或漢堡肉套餐也不值得推薦。要吃定食的話，最好選擇烤魚或生魚片等熱量較低的套餐。

另外，如果覺得蔬菜量不足的話，可以多點一道青菜。如果覺得不好點的話，可以飯後來點蔬果或番茄汁。覺得量太多的話，不一定要通通吃完。白飯也可以叫小碗的。

主要外食菜單的卡路里

有些餐廳菜單上會註明熱量，
可做為選擇時的參考（下述即為一例）！

秋刀魚定食	650Kcal
生魚片定食	600 Kcal
糖醋里肌定食	800 Kcal
天婦羅定食	830 Kcal
握壽司(中)	440 Kcal
豬排丼	900 Kcal
天丼	600 Kcal
牛丼	650 Kcal
醬油拉麵	500 Kcal
蕎麥涼麵	280 Kcal
咖哩飯	700 Kcal
肉醬義大利麵	650 Kcal

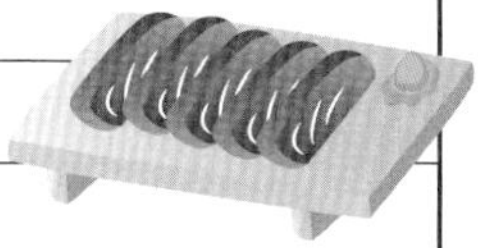

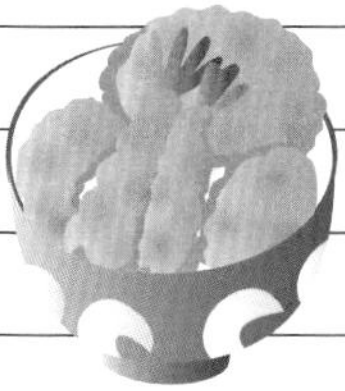

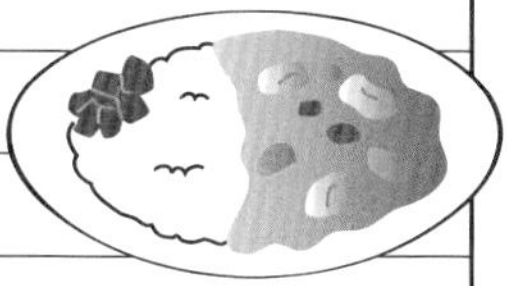

點菜時的重點

- 以「定食」或「套餐」取代單調的丼飯或麵類
- 以魚料理等日式料理為中心，取代肉類或油炸料理
- 多點一道青菜
- 飯後以蔬果汁、番茄汁取代咖啡
- 飯改小碗
- 覺得量太多的話，不一定要通通吃完

運動防發胖

適度運動能預防肥胖與高尿酸血症

為了減重、降低尿酸值，除了飲食療法外，適度運動也是不可或缺的。適度運動不僅能減去多餘體脂肪，還能增加高密度脂蛋白膽固醇，改善＊胰島素阻抗，預防高血壓、糖尿病、高血脂症。為了預防併發症，高尿酸血症或痛風患者更需要認真運動。

但要注意的是過量反而會造成尿酸值上升。

平常不怎麼運動的人，突然開始從事健走、踢足球、打網球、重訓這類讓人氣喘吁吁的激烈運動，反而會促進體內尿酸的生成，還會造成尿酸值上升引發痛風。

激烈運動會增加血液裡的乳酸，妨礙腎臟尿液的排泄，造成體內尿酸增加。大量流汗導致體內水分流失時，血液就會變得濃稠，造成尿酸值上升，更容易形成尿酸結晶。

可以推薦給高尿酸血症跟痛風患者的就是適度運動。沒有運動習慣的人，可以從簡單的開始，再慢慢增加強度。請盡量避開會讓人上氣不接下氣的運動。

用語解說　胰島素阻抗　對胰島素反應不足，胰島素無法充分發揮作用。

運動的效果

運動能防止肥胖跟高尿酸血症，但也要小心錯誤的運動方式帶來的壞處。

適度運動的好處

預防肥胖
減去多餘體脂肪

預防動脈硬化
讓血管變柔軟，促進血液循環

預防高血壓
預防血壓上升

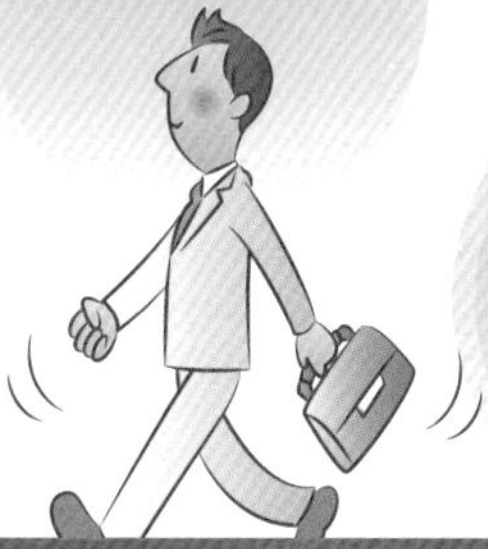

就結果來看，能有效降低尿酸值

預防糖尿病
改善胰島素阻抗

預防高脂血症
增加高密度脂蛋白膽固醇

激烈運動的壞處

促進體內尿酸的合成

抑制腎臟的尿酸排泄

流太多汗會讓血液變濃稠，造成尿酸值上升

激烈運動會造成反效果。就從簡單的運動開始吧！

最有效的就是輕度有氧運動

最適合高尿酸血症患者的適度運動是什麼呢？

運動可大致分為「有氧運動」與「無氧運動」。有氧運動就是要吸取大量氧氣的運動。無氧運動則是短跑、舉重這些需要瞬間爆發力的運動。

首先，就運動的種類來說，高尿酸血症患者適合的是有氧運動。所有有氧運動中，我最推薦的就是健走。健走不分時間地點，也不需要他人陪同或任何道具，就能輕鬆入門，只要依自己的步調就能安全進行。

其它能視自己狀況進行的有氧運動，如游泳、自行車、散步等都可以。如果是慢跑、網球、高爾夫的話，只要不造成身體負擔，也是不錯的選擇。簡單來說，重點就在於選擇自己能控制強度的運動。

高尿酸血症患者只要從事超過＊**最大攝氧量**60％的運動，尿酸值就會瞬間上升。但若是最大攝氧量40％左右的簡單運動，就不會有任何變化。就健走來說，就是能輕鬆對話的程度。若說話時感到不適，就可以稍微降低速度，控制強度。

時間就從一天半小時開始，習慣後再慢慢增加。盡可能每天，不然至少也要每週3～4天進行運動，持之以恆的關鍵就在於選擇不覺得痛苦能輕鬆進行的運動。

用語解說　**最大攝氧量**　一分鐘裡吸入體內的最大氧氣量，是評價全身持久力的指標。

推薦的有氧運動與運動強度

找出適合自己的運動並持之以恆！

推薦的有氧運動

- 健走
- 游泳
- 水中健行
- 自行車
- 慢跑（速度放慢）
- 體操
- 散步
- 網球（輕鬆打）

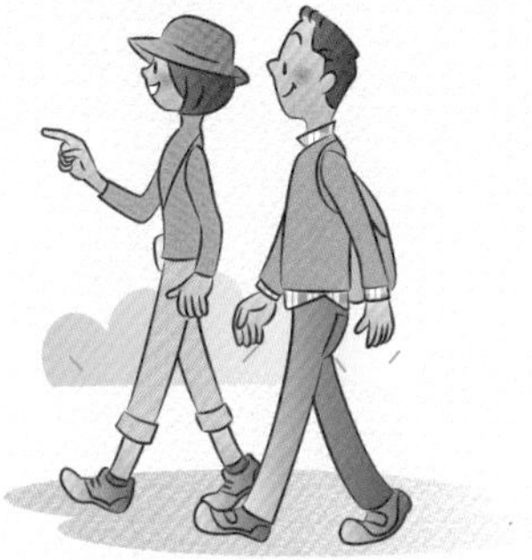

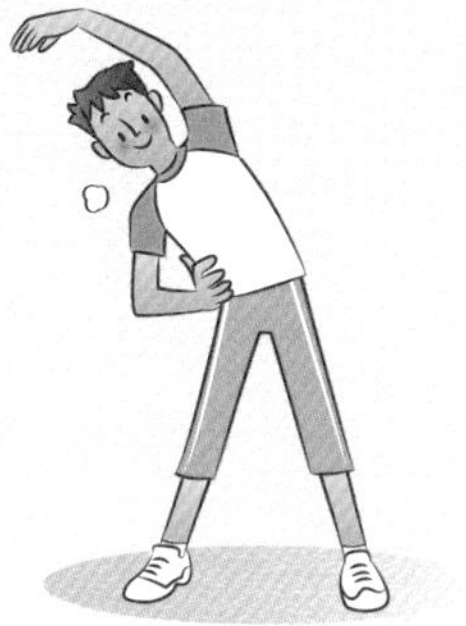

用心跳數來檢測運動強度

運動3～4分鐘後，測量脈搏15秒。乘以4就是1分鐘的心跳數。

最大攝氧量40%的參考數值

年齡層	心跳數／1分鐘
30~39歲	110下
40~49幾歲	105下
50~59幾歲	100下
60~69歲	100下

以日常活動來增加運動量的訣竅

每天盡可能找時間運動是最理想的狀態，但工作繁忙之餘，還要特地挪出時間來運動也是有一定的困難度，但也不能因此放棄。

我們每天都在活動身體，雖然沒有特別留意，但運動之外的工作或家事都會消耗許多能量。只要增加日常生活的能量消耗，就能彌補沒時間運動的缺憾。

因此，一定要想辦法增加活動量。

最基本的就是「不搭電梯、手扶梯，改走樓梯」、「提早一站下車多走路」、「到遠一點的超商買東西」等。如果想更進一步的話，可以這麼做。

- **搭乘大眾交通工具必須抓住吊環時，可以墊腳尖，用力握住吊環。**
- **等紅綠燈時，腳後跟可以上下移動。**
- **走路到車站時，腹肌用力背肌拉直。**
- **坐在辦公桌前時，不時併攏膝蓋抬高雙腳。用力抓住椅子的扶手，以手肘的力量抬起臀部。**

只要下點功夫，許多的日常活動都能達到運動的效果。習慣了便利的生活，可能稍微動一下就覺得累。只要每天持之以恆，辛苦絕對會有回報。不要嫌麻煩，一定要養成動一動的習慣。

將運動融入日常生活中！

日常生活也要想辦法多運動！

坐電車時

抓吊環墊腳尖

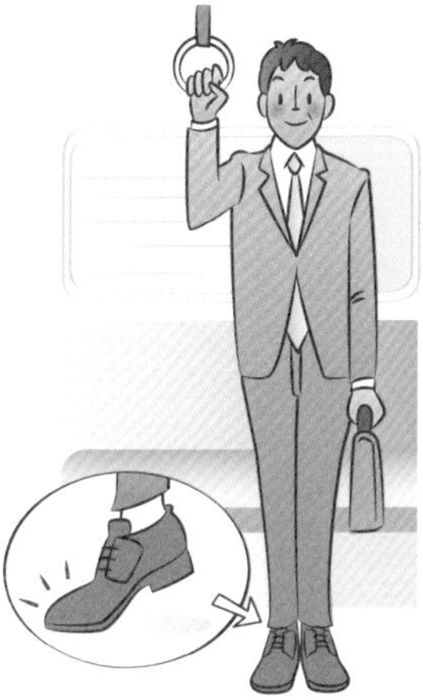

等紅綠燈時

腳後跟上下移動

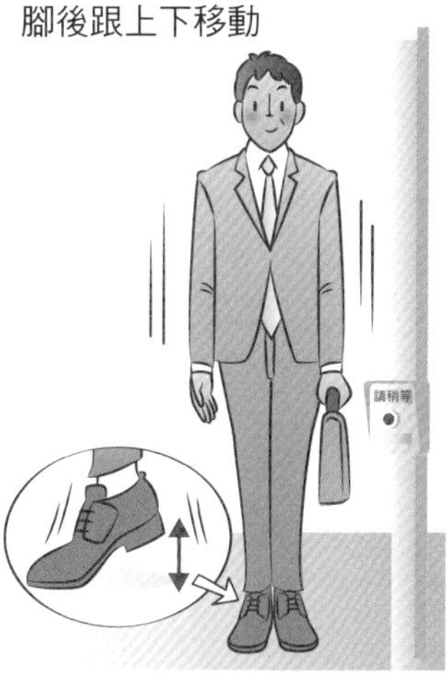

走路到車站時

腹肌用力
背肌拉直。

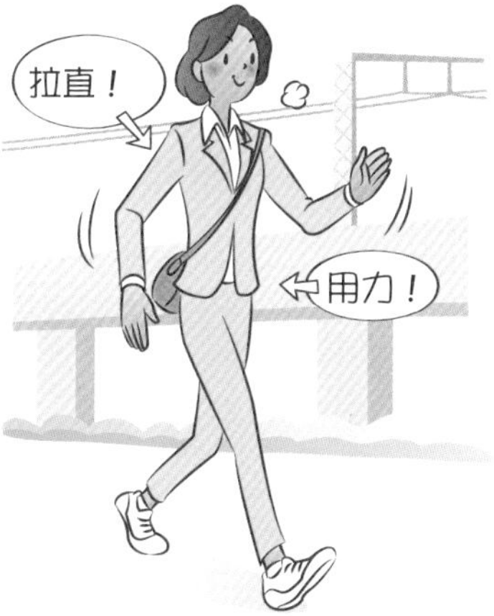

坐在辦公桌前

不時併攏膝蓋抬高雙腳

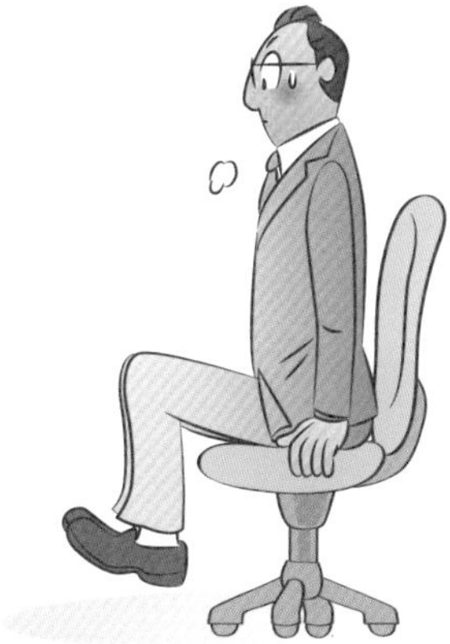

認真找出紓壓對策

找出原因，適時抒發

壓力也是造成包括高尿酸血症等各式生活習慣病的重要原因。尤其是高尿酸血症是由於壓力造成自律神經失調，導致尿酸生成過剩與排泄量下降。

身處在被稱為壓力社會的現代社會，現代人早已跟壓力脫不了關係。根據厚生勞動省所做的『國民生活基礎調查（二〇一三年）』，有48.1％的人（12歲以上）認為日常生活有所煩惱或感到壓力。每2個日本人中就有1位經常感受到某些壓力。不過，這並不表示剩下的人就完全沒有壓力。可能只是忙到沒發現自己正承受巨大壓力，或者是其實承受巨大壓力卻裝得若無其事。

要跟壓力和平相處，最好的方法就是及早發現壓力來源並加以因應。

造成身心壓力的原因被稱為「壓力源」，如下頁所示分為四大類。其中，中老年男性最常見的就是公司的人際關係或工作、家庭問題等精神性的壓力源。上下班的交通顛峰期、過勞、睡眠不足、飲酒過量等都是壓力來源。

過重的壓力會讓身心出現種種警訊。及早掌握壓力警訊即時紓壓，才是最理想的因應之道。

壓力的原因與警訊

造成壓力的原因五花八門。出現警訊就要立刻解決！

◇ 壓力源分類 ◇

物理性壓力源	溫度、光、聲音等環境刺激
	天氣冷暖、OA機器顯示器、鄰居的噪音等。
化學性壓力源	藥害、公害、氧氣不足、過剩、一氧化碳等
	香菸、酒精、食品添加物等。
生理性壓力源	疾病、受傷、身體不適等
	過勞、睡眠不足、慢性疾病等。
精神性壓力源	人際關係、工作、家庭問題、不安、悲傷、憤怒、緊張等
	職場上的人際糾紛、夫妻吵架、與家人的死別、育兒、看護等。

顯現在身體或心理的壓力警訊

- 失眠或睡太多
- 沒有食慾或暴飲暴食
- 飲酒或抽菸量增加
- 容易煩躁
- 注意力不集中
- 心情沮喪
- 失去幹勁
- 疲倦
- 頭痛
- 持續胃痛、腹瀉、便祕

……等等

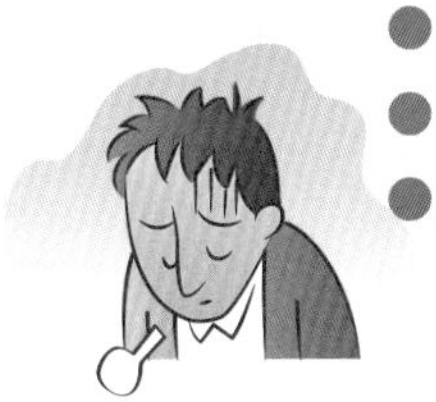

有效消除壓力

掌握壓力警訊後就別再勉強自己，總之就是「休息」。徹底休息到身心都煥然一新。但如果只是睡整天，即便身體有休息到，內心卻沒有煥然一新的感覺。

因此，平常就要尋找適合自己的紓壓方式。興趣、運動等，只要能讓身心煥然一新都是很好的紓壓方式。不過，最好能盡量遠離造成壓力的來源。

若壓力來自職場，就要尋找具備玩樂要素但與工作無關的事物。若源自家庭的話，與其跟家人一起出遊，不如一個人好好享受。

沒有熱衷到忘我的興趣，可以到附近的公園或商店街散步閒逛。如果有喜歡的入浴劑，也可以好好泡個澡。

有煩惱的話，找人聊聊會輕鬆許多。跟家人朋友天馬行空地亂聊或開開玩笑也會減輕壓力。

運動也是具代表性的紓壓方式之一。不過，高尿酸血症或痛風患者千萬別從事太過激烈的運動。

也有人會靠大吃大喝來消除壓力，但這只會造成反效果。吃吃喝喝的當下覺得放鬆，但就長期來說這樣會造成動脈硬化，徒增身體的壓力。所以，一定要找出不會造成身心負擔的減壓法。

各式減壓法

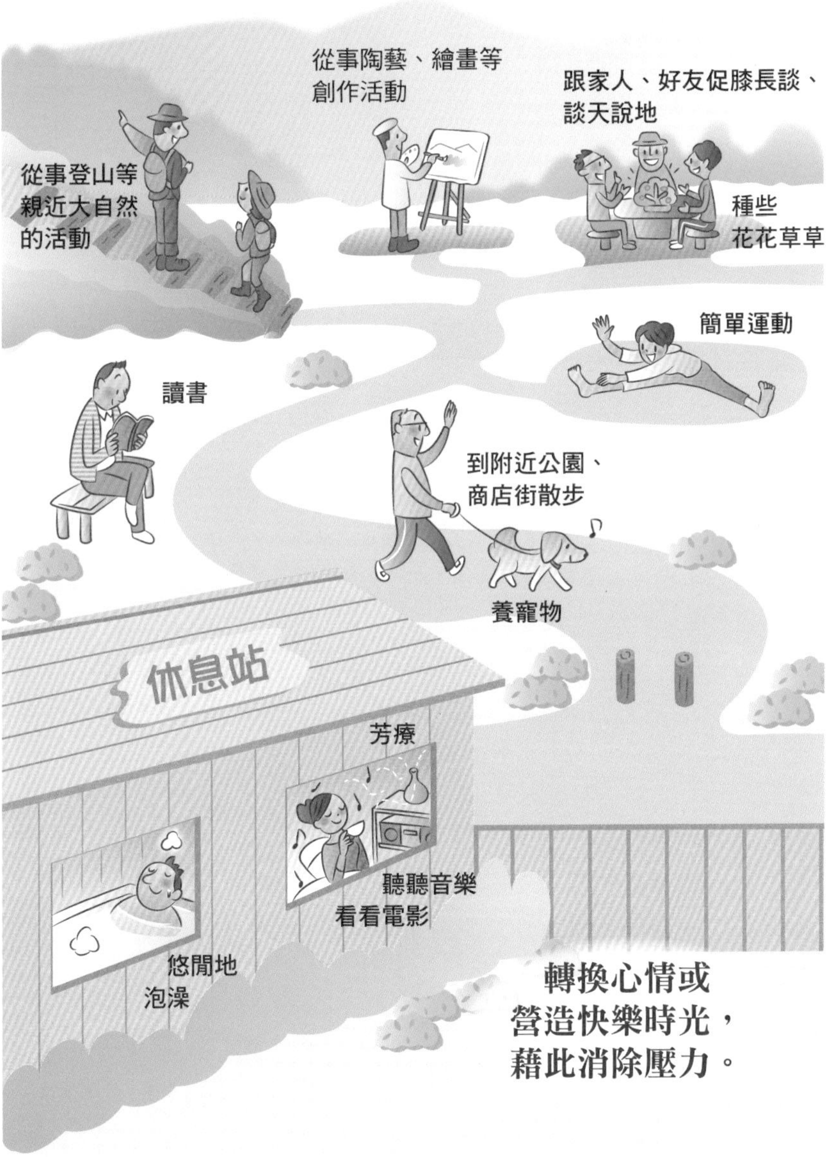
從事陶藝、繪畫等
創作活動
跟家人、好友促膝長談、
談天說地
從事登山等
親近大自然
的活動
種些
花花草草
簡單運動
讀書
到附近公園、
商店街散步
養寵物
休息站
芳療
聽聽音樂
看看電影
悠閒地
泡澡
轉換心情或
營造快樂時光，
藉此消除壓力。

自我管理是避免復發的關鍵

避免尿酸值上升，舒適過生活

痛風這種病，只要疼痛平復後就沒有顯著的自覺症狀，因此讓人產生已經完全康復的錯覺。但是，造成痛風的高尿酸血症並沒有根治。因此疼痛消除後也一定要持續控制尿酸值的相關治療。

由於高尿酸血症沒有顯著的自覺症狀，所以也感覺不出來藥物治療的成效如何。因此，耐心才是持續接受治療的重要關鍵。

最重要的就是「自我管理」。定期到醫院檢查，親眼看到尿酸值的變化，就能實際體會到治療的成果。因為接受治療，尿酸值才能控持在正常範圍內。

對控制尿酸值的另一個關鍵——改變生活習慣而言，自我管理更為重要。只有患者本身才能改變自己的生活習慣。醫師只是負責協助，若不自行管理的話，相關的藥物治療也只是徒勞無功。

高尿酸血症的相關治療是一輩子的，這也是為了要預防痛風發作與危及性命的相關併發症。

努力想改變生活習慣，希望做到十全十美，反而會帶來更大的壓力。因此，進行自我管理時，與其追求「完美」不如以「持之以恆」為目標。

參考文獻

- 《全彩圖解　痛風＆高尿酸血症保健事典》
  細谷龍男　監修（原水文化）
- 《代謝症候群所引發的高尿酸血症之意義與管理─近年研究顯示之結果─》
  細谷龍男／下村伊一郎編（フジメディカル出版）
- 《醫界專用　高尿酸血症、痛風診療指南》
  細谷龍男編（文光堂）
- 《徹底圖解　痛風》
  西岡久壽樹　監修（法研）
- 《痛風、高尿酸血症 這樣就能安心》
  中島弘 編　山崎知行・濱口朋也監修（小學館）
- 《專為患者設計的最新醫學　痛風、高尿酸血症》
  日高雄二　監修（高橋書店）
- 《專業醫生 Q&A　痛風與高尿酸血症》
  御巫清允　監修（主婦之友社）
- 《圖解　痛風、高尿酸血症治療！最新治療與正確知識》
  谷口敦夫監修（日東書院）
- 《尿酸值偏高的人該看的第一本書　最新版》
  谷口敦夫監修（主婦與生活社）

Dr.Me 健康系列　HD0119X

全彩圖解 高尿酸血症＆痛風保健事典 暢銷增訂版

監　　修／細谷龍男
翻　　譯／王薇婷
審　　定／謝松州
選　　書／梁瀞文
責任編輯／梁瀞文

行銷企劃／洪沛澤
行銷經理／王維君
業務經理／羅越華
總 編 輯／林小鈴
發 行 人／何飛鵬
出　　版／**原水文化**
台北市民生東路二段 141 號 8 樓
電話：02-2500-7008　傳眞：02-2502-7676
網址：http://citeh2o.pixnet.net/blog　E-mail：H2O@cite.com.tw
發　　行／英屬蓋曼群島商家庭傳媒股份有限公司城邦分公司
台北市中山區民生東路二段 141 號 2 樓
書虫客服服務專線：02-25007718；02-25007719
24 小時傳眞專線：02-25001990；02-25001991
服務時間：週一至週五上午 09:30-12:00；下午 13:30-17:00
讀者服務信箱 E-mail：service@readingclub.com.tw
劃撥帳號／19863813；戶名：書虫股份有限公司
香港發行／香港灣仔駱克道 193 號東超商業中心 1 樓
電話：852-2508-6231　傳眞：852-2578-9337
電郵：hkcite@biznetvigator.com
馬新發行／城邦（馬新）出版集團
41, Jalan Radin Anum, Bandar Baru Sri Petaling,
57000 Kuala Lumpur, Malaysia.
電話：603-9057-8822　傳眞：603-9057-6622
電郵：cite@cite.com.my

美術設計／鄭子瑀
製版印刷／卡樂彩色印刷有限公司
初　　版／2010 年 6 月 15 日
初版 7.5 刷／2012 年 3 月 23 日
增訂一版／2016 年 11 月 22 日
定　　價／350 元

ISBN 978-986-93692-5-1

國家圖書館出版品預行編目資料

全彩圖解高尿酸血症 & 痛風保健事典 / 細谷龍男監
修 ; 王薇婷譯 . -- 增訂初版 . -- 臺北市 : 原水
文化化出版 : 家庭傳媒城邦分公司發行 ,
2016.11
面 ; 公分 . -- (Dr.Me 健康系列 ; HD0119X)
ISBN 978-986-93692-5-1(平裝)

1. 痛風 2. 高尿酸血症

415.595 105021539